医药科普丛书·常见病防治系列

一本书读懂高血压

主编 王 浩 赵海鹰

中原出版传媒集团
中原农民出版社
·郑州·

图书在版编目(CIP)数据

一本书读懂高血压 / 王浩，赵海鹰主编．—2版．—郑州：中原农民出版社，2016．1
(医药科普丛书/温长路主编．常见病防治系列)
ISBN 978-7-80739-571-3

Ⅰ．①一… Ⅱ．①王… ②赵… Ⅲ．①高血压-防治-问题解答 Ⅳ．①R544．1-44

中国版本图书馆CIP数据核字(2015)第300398号

出版:中原农民出版社
(地址:郑州市经五路66号　电话:0371-65751257
邮政编码:450002)
发行:全国新华书店
承印:河南安泰彩印有限公司
开本:710mm×1010mm　1/16
印张:9.75
字数:136千字
版次:2016年1月第2版　**印次**:2016年1月第4次印刷

书号:ISBN 978-7-80739-571-3　**定价**:20.00元

医药科普丛书·常见病防治系列
编委会

内容提要

高血压常是中风（脑卒中）、心绞痛、心肌梗死、心力衰竭、肾功能衰竭、失明（眼底病变）和大血管病变的罪魁祸首。目前大多数原发性高血压还无法治愈，所以良好的生活方式，因人而有效的治疗是高血压病人最明智的选择。本书采用一问一答的形式，将专家临床经常遇到的，患者最关心的高血压问题，用通俗的语言进行了回答。全书紧紧围绕高血压这一话题，详细解答了血压基础知识、血压测量知识、高血压的诊断标准、高血压的患病因素、高血压的临床表现、高血压的相关检查、高血压的并发症、老年高血压、继发性高血压、高血压的治疗等。愿高血压患者读过这本书后，再遇到此类问题，能心中有数，急而不慌，知道应对措施，及时就医，做一个聪明的患者。

序

人类疾病谱虽然不断发生着变化，但常见病依然是影响健康长寿的最主要因素。以最多见的慢性病为例，心脑血管疾患、恶性肿瘤、呼吸系统疾病、糖尿病每年的死亡人数分别为1 700万、760万、420万、130万，占世界死亡人数的85%左右，其中有30%的死亡者年龄还不足60岁。我国的情况也不乐观，政府虽然逐年在增加医疗投资，但要解决好13亿人口的健康问题，还必须循序渐进，抓住主要矛盾，首先解决好常见病的防治问题。如何提高人们对健康的认知、对疾病的防范意识，是关系国计民生的紧迫话题，也自然是医药卫生工作者的首要任务。

2009年10月，在长春市召开的庆祝中华人民共和国成立60周年全国中医药优秀科普著作颁奖大会上，中原农民出版社的刘培英编辑提出了要编纂一套《医药科普丛书·常见病防治系列》的设想，并拟请我来担任这套丛书的主编，当时我就表示支持。她的设想，很快得到了中原农民出版社领导的全力支持，被列为2011年河南省新闻出版局的重点选题。2010年，他们在广泛调查研究的基础上，筛选病种、确定体例、联系作者，试验性启动少量作品。2011年，在取得经验的前提下，进一步完善编写计划，全面开始了这项工作。在编者、作者和有关各方的通力合作下，《一本书读懂高血压》、《一本书读懂糖尿病》、《一本书读懂肝病》、《一本书读懂胃病》、《一本书读懂心脏病》、《一本书读懂肾脏病》、《一本书读懂皮肤病》、《一本书读懂男人健康》、《一本书读懂女人健康》、《一本书读懂孩子健康》、《一本书读懂颈肩腰腿痛》和《生儿育女我做主》12本书稿终于脱颖而出，在龙年送到了读者面前，这的确是一件不同寻常的新春礼物！

在反映疾病的防治方法上，如何处理好中西医学的关系问题，既是个比较敏感的话题，又是个不容回避的问题。我们的态度是，要面对适应健康基本目的和读者实际需求的大前提，在尊重中西医学科各自理念的基础上，实现二者的结合性表述：认知理念上，或是中医的或是西医的；检查手段上，多是西医的；防治方法上，因缓急而分别选用中医的或西医的。作为这套书的基本表述原则，想来不必羞羞答答，还是说明白了好。毋庸遮掩，这种表述肯定会存在有这样或那样的不融洽、不确切、不圆满等不尽如人意处，还需要长期的探索和艰苦的磨合。

东方科学与西方科学、中医与西医，从不同的历史背景之中走来，这是历史的自然发展。尽管中医与西医在疾病的认识上道殊法异，但殊途同归，从本质上看，中西医之间是可以互补的协作者。中西医之间要解决的不是谁主谁次、谁能淘汰谁的问题，而是如何互相理解、互相学习、互相取长补短、互相支持、互相配合的问题。这种“互相”关系，就是建立和诠释“中西医结合”基本涵义的出发点与归宿点。人的健康和疾病的无限性与医学认识活动的有限性，决定了医学的多元性。如果说全球化的文化样态必然是不同文化传统的沟通与对话，那么，全球时代的医疗保健体系，必然也是不同医疗文化体系的对话与互补。当代中国医疗保健体系的建立，必然是中西医两大医学体系优势互补、通力合作的成果。中西医长期并存、共同发展，是国情决定、国策确立、国计需求、民生选择的基本方针。从实现中华民族复兴、提高国民健康素质和人类发展进步的共同目标出发，中西医都需要有更多的大度、包容、团结精神，扬长避短，海纳百川，携手完成时代赋予的共同使命。医学科普，是实现中西医学结合和多学科知识沟通的最佳窗口和试验田。不管这一认识能不能被广泛认可，大量的医学科普著作、养生保健讲座实际上都是这样心照不宣地进行着的，无论是中医的还是西医的。

世界卫生组织称，个人的健康和寿命60%取决于自己、15%取决于遗传、10%取决于社会因素、8%取决于医疗条件、7%取决于气候的影响，这就明确告诉我们，个人的健康和寿命，很大程度取决于自己。“取决”的资本是什么？是对健康的认知程度和对健康正负因素的主动把握，其中最主要的就是对疾病预防问题的科学认识。各种疾病不仅直接影响到人的健康和生活质量，而且严重影响到人的生存状况和寿命。我国人均寿命从新中国成立之始的35岁升高到2005年的73岁，重要原因之一就是疾病防治手段不断得到改善和提高。如果对疾病防控的技术能够再提高一些，这个数字还有上升的余地。摆在读者面前的这套《医药科普丛书·常见病防治系列》，就是基于这种初衷而完成的，希望读者能够喜欢它、呵护它、帮助它，让它能为大家的健康给力！

新书出版之际，写上这些或许不着边际的话，权以为序。

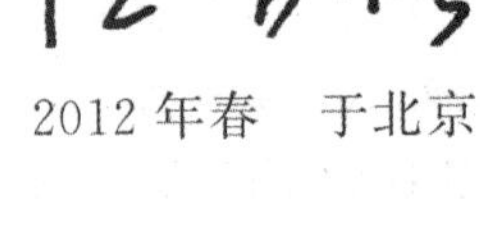

2012年春　于北京

目录

血压基础知识

1 什么是血压 …… 1
2 血压是怎么形成的 …… 1
3 血压对人体有什么作用 …… 2
4 什么是收缩压？什么是舒张压？什么是脉压？什么是平均动脉压 …… 2
5 心室舒张时为什么还会有血压(舒张压) …… 3
6 什么是偶测血压？ …… 3
7 血压为什么总是波动呢 …… 4

血压测量知识

1 血压测量始于何年代？何时发明了血压计 …… 6
2 血压的计量单位有几种？常用的是哪种 …… 7
3 血压测量的方法有几种 …… 7
4 用哪种血压计测量血压较好 …… 8
5 如何自我测量血压 …… 8
6 怎样才能正确测量血压呢 …… 9
7 自己在家中测量的血压能作为评估血压水平的方法吗 …… 10
8 自我测量血压有何意义 …… 11
9 自我测量血压应多长时间测一次或每天应测几次？应在每天的什么时间测量为好 …… 12
10 常见的血压测量仪器有几种 …… 12

11　什么是柯氏音听诊法？什么是柯氏音 ………………… 14
12　血压测量不准确会产生什么后果 ………………… 15
13　测量血压时易犯的错误有哪些 ………………… 15
14　使用汞柱式血压计读取血压值时应注意哪些事项 …… 16

高血压的诊断标准

1　血压达到什么水平可诊断为高血压 ………………… 17
2　什么是高血压？什么是高血压病 ………………… 18
3　哪些情况会增加高血压患者患心脑血管疾病的危险 …… 18
4　什么叫做靶器官 ………………… 19
5　若不控制血压或不将血压降到正常，机体会出现哪些问题 ………………… 19
6　什么情况下可以不服用降压药物 ………………… 19
7　老年高血压患者血压控制水平是否可以高些呢 ………… 20
8　什么是假性高血压 ………………… 20
9　什么是白大衣性高血压？它是否需要治疗呢 ………… 21
10　什么是动态血压？哪些人应做动态血压检查 ………… 22
11　血压负荷指的是什么 ………………… 23

高血压的患病因素

1　目前我国高血压的发病情况如何 ………………… 24
2　高血压患病率升高的原因是什么 ………………… 24
3　高血压会遗传吗 ………………… 26
4　血压是否随年龄增长而升高呢 ………………… 26
5　肥胖者易患高血压吗 ………………… 27
6　评价肥胖程度的标准有哪些 ………………… 28
7　神经精神因素对血压有影响吗 ………………… 28
8　社会与心理因素为何能引起血压的升高 ………………… 28
9　性格因素对血压有什么影响 ………………… 29

10 吃盐多了会引起高血压吗 …… 30
11 高盐饮食为什么会引起血压的升高？应该每天吃多少盐 …… 30
12 所有的人盐吃多了都会引起血压升高吗 …… 31
13 钾与血压有什么关系呢 …… 31
14 饮酒对血压有什么影响 …… 32
15 酒精为什么会引起高血压 …… 33
16 吸烟与高血压有什么关系 …… 33
17 噪声、种族、生活环境与血压有什么关系 …… 34
18 季节与高血压有什么关系 …… 34
19 在不同的季节高血压患者应注意哪些事项 …… 35
20 糖尿病患者易得高血压吗 …… 36
21 平时常用的哪些药物可引起高血压 …… 36
22 打鼾会引起高血压吗 …… 38

高血压的临床表现

1 高血压病人会有哪些不正常现象 …… 39
2 为什么有些高血压患者无任何不适的感觉 …… 40
3 得了高血压会影响寿命吗 …… 40
4 为什么称高血压是“沉默的杀手” …… 41
5 血压为什么会波动？波动的血压正常吗 …… 42
6 初次发现血压高时怎么办 …… 43

高血压的相关检查

1 发现血压升高后应做哪些检查 …… 45
2 高血压病人为什么要做眼底的检查 …… 46
3 高血压病人为什么要化验血液、尿液 …… 46
4 高血压病人为什么要检查心脏 …… 47

5 高血压病人为什么要检查颈部的血管 …… 47
6 什么是高尿酸血症 …… 47
7 高尿酸血症患者有什么感觉 …… 47
8 为什么会出现血尿酸增高？高尿酸血症有什么危害 …… 48
9 高尿酸血症患者如何控制饮食 …… 48
10 什么是高同型半胱氨酸血症 …… 49
11 高同型半胱氨酸血症有哪些危害 …… 49

高血压的并发症

1 高血压常见的并发症有哪些 …… 50
2 高血压性心脏病早期临床表现有哪些 …… 51
3 高血压病人为什么易患冠心病 …… 51
4 高血压患者出现哪些表现时提示患者的肾脏已受到损害 …… 52
5 什么是脑卒中 …… 53
6 高血压患者为什么更易发生脑卒中 …… 53
7 高血压患者发生脑卒中前有哪些先兆 …… 54
8 为什么高血压患者发生急性心脑血管意外大多在上午 …… 55
9 血压高会影响视力吗 …… 56
10 高血压若不治疗一定会患脑血管病吗 …… 57

老年高血压

1 什么是单纯收缩期高血压？单纯收缩压升高对人体的损害大吗 …… 58
2 什么是老年性高血压？为什么老年人易发生高血压 …… 59
3 老年高血压有什么特点 …… 59

继发性高血压

1 什么是继发性高血压？常见的继发性高血压有哪些 …… 61
2 患者有哪些表现提示患有继发性高血压 …… 62
3 高血压患者为什么要测定血浆肾素、醛固酮 …… 62
4 高血压患者为什么要查肾动脉 …… 63
5 测定血浆肾素和醛固酮时需要注意哪些事项 …… 63
6 为什么有的高血压患者血压非常难控制 …… 63
7 高血压患者可摆脱终身服药吗 …… 64
8 发作性血压升高的原因有哪些 …… 65
9 什么是(真性)嗜铬细胞瘤？怎样才能检测出来 …… 67
10 (真性)嗜铬细胞瘤如何治疗 …… 68
11 什么是原发性醛固酮增多症 …… 68
12 怎样确诊原发性醛固酮增多症？怎样治疗原发性醛固酮增多症 …… 68

高血压的治疗

1 高血压患者治疗的目的是什么 …… 69
2 高血压患者进行降压治疗会带来什么好处 …… 70
3 轻度高血压不需要重视吗 …… 70
4 所有高血压患者的治疗措施是否都一样 …… 71
5 高血压治疗的方法有哪些 …… 72
6 目前常用的降压药物有哪些 …… 72
7 什么是降压药物的谷峰比 …… 73
8 选择降压药物时应考虑哪些问题 …… 73
9 高血压患者没有不适的感觉为什么还要控制血压 …… 74
10 血压是否降得越快越好呢 …… 74
11 当高血压患者合并其他疾病时如何选择降压药物 …… 75
12 什么是好的降压药 …… 76

13 利尿剂是怎么降低血压的 …………………………… 77
14 吲哒帕胺属于利尿剂吗？长期服用有副作用吗 ……… 77
15 什么是β受体阻滞剂 ………………………………… 78
16 什么是钙离子拮抗剂 ………………………………… 78
17 常用的α_1受体阻滞剂有哪些？其有哪些优缺点 ……… 79
18 什么是血管紧张素转换酶抑制剂 ……………………… 80
19 服用血管紧张素转换酶抑制剂为什么会出现咳嗽 …… 80
20 血管紧张素转换酶抑制剂有哪些优点和禁忌证 ……… 80
21 血管紧张素Ⅱ受体拮抗剂有何优点 …………………… 81
22 高血压患者如何联合用药 ……………………………… 81
23 珍菊降压片是纯中药制剂吗 …………………………… 82
24 复方降压片有何优缺点 ………………………………… 82
25 服用价格较贵的降压药后再改服价廉的药物是否还有效 ………………………………………………………… 83
26 高血压患者的血压降低到什么水平合适？为什么血压不能迅速降低至正常 ………………………………… 84
27 高血压患者可以停用抗高血压药吗？如何停用 ……… 84
28 虽然血压高但没有任何不舒服的感觉需要服药吗 …… 84
29 有些人的高血压为什么不容易降至正常 ……………… 85
30 老年人高血压的治疗应注意什么 ……………………… 86
31 常用的高血压急症降压药物有哪些 …………………… 86
32 在什么情况下高血压患者的血压突然升高时需要紧急降压治疗 ……………………………………………… 87
33 高血压脑病是怎么回事 ………………………………… 88
34 高血压患者在医院外血压突然升高怎么办 …………… 89
35 血压突然升高(高血压急症)时能用心痛定降压吗 …… 89
36 高血压患者除了服降压药为什么还需要服用其他药物呢 ………………………………………………………… 90
37 什么是长效降压药物 ………………………………… 90
38 长期服用降压药物会损伤肝肾吗 ……………………… 91

高血压的饮食、运动及禁忌

1　高血压的非药物治疗的具体措施有哪些 …………………… 92
2　坚持非药物治疗降压效果如何 ………………………………… 94
3　高血压的非药物治疗有哪些意义 ……………………………… 95
4　长期大量饮酒的人为什么不能突然戒酒 …………………… 96
5　限制盐的摄入能降低高血压患者的血压吗？限盐还有哪些好处 ……………………………………………………… 96
6　高血压患者如何限制盐的摄入 ………………………………… 97
7　高血压患者或正常人如何增加钾的摄入 …………………… 97
8　哪些食物里含有看不见的盐 …………………………………… 98
9　哪些食物有降压作用 ……………………………………………… 99
10　减肥能降低高血压患者的血压吗 ……………………………… 100
11　高血压患者如何减肥 …………………………………………… 100
12　如何缓解精神压力 ……………………………………………… 101
13　高血压患者如何自我调节心理状态 ………………………… 102
14　得了高血压后还能运动吗？高血压患者适宜的运动方式有哪些 ……………………………………………………… 103
15　高血压患者如何掌握有氧运动的强度 ……………………… 104
16　高血压可以预防吗 ……………………………………………… 105
17　什么是新的健康观念 …………………………………………… 106
18　什么是高血压的分级预防 ……………………………………… 106
附 1　常用降压药物 ………………………………………………… 107
附 2　高血压患者常规血液、尿液检查项目 ……………… 112
附 3　食物成分含量 ………………………………………………… 117
附 4　高尿酸血症及痛风患者的食物选择 ……………………… 141

血压基础知识

1 什么是血压

我们人体内布满了大大小小的血管，血管里不停地流动着血液，血管内流动的血液对于血管壁的侧压力称之为血压(blood pressure，缩写 BP)，也可以说是血液作用于单位面积血管壁上的压力。我们平常所说的血压是指动脉血压，也就是动脉内流动的血液作用于动脉壁的侧压力。测血压时，以血压与大气压作比较，而以血压高于大气压的数值表示血压的高度。血液从心脏射出后流向全身各个器官、组织，要维持血管内的血液流动就必须有一定的压力，才能推动血液从心脏到大动脉、中动脉、小动脉、毛细血管、静脉等而且按一定的方向流动，各个血管中的压力不同形成压力梯度，从而保证了血液最后再流回心脏完成血液循环。把氧气和各种营养物质带到组织器官利用，然后再把组织器官产生的代谢废物带走。所以血压对人体非常重要，没有血压人是无法生存的，但是血压必须保持在一定的限度，过低或过高都会给身体带来危害。

2 血压是怎么形成的

我们知道人体的心血管系统是一个封闭的管道系统，在这个系统中充盈了足够的血液，这是形成血压的一个前提，没有血液就形不成血压。另外还必须有心室的收缩射血和外周阻力的协同作用，才能形成动脉血压。心脏的作用很重要，它在循环系统中起着泵的作用，是血液循环中动力的源泉，当心室收缩时能产生足够的压力将血液射入主动脉，人类的心脏每天跳动约10万次，每次跳动会形成一次压力，严格来讲每天大约会有10万次血压值。心室肌肉收缩所作的功，一方面成为推动血液的动力，另一方面也是血液对动脉管壁产生侧压的能量来源。但是，如果仅有心室收缩作功，而不存在外周阻力，则心室收缩所释放的能量将全部表现为动能，射出的血液将全部流至外周而不能形成对动脉壁的侧压力（血压）。我们可以作一个比喻：血管就像自来水管，血液就像自来水，心脏就像水泵，水泵压着水通过水管流向千家万户；心脏压着血液通过血管流向千千万万个组织和细胞，水管里没压力水就不会流动，血管里没有压力血液也不会流动。简单地说就是动脉血压的形成是血管内足够的血液（医学上称为血容量）为前提，加之心室射血和外周阻力两者相互作用的结果。我们通常所说的血压是指肱动脉血管内的侧压力，其他部位的血压会加以注明，如腕部血压、下肢股动脉血压、踝部血压、中心静脉压等。

3 血压对人体有什么作用

正常的血压是维持人体全身各脏器和组织血液供应的前提条件。动脉血压与静脉血压之间有一定的压差，正是这种压力阶差形成了血液流动，保证全身各器官、组织的血液供应。由于血压的作用促使血液由动脉流向组织带去氧气和营养物质，再由组织流向静脉带走二氧化碳和代谢废物，周而复始形成血液循环。只有保证有足够的压力，才能使血液不断地流动而保证组织、器官的血液供应。

4 什么是收缩压？ 什么是舒张压？ 什么是脉压？ 什么是平均动脉压

收缩压就是人们常说的高压，舒张压就是人们常说的低压。心脏每跳动一次，称为一个心动周期，由一个收缩期和一个舒张期组成。在每一个心动周期中，动脉血压也会出现规则性的波动。收缩期动脉血压的最高值称为收缩压，书写时常用 sBp 表示；舒张期动脉血压的最低值称为舒张压，书写时常用 dBp 表示；收缩压与舒张压的差值称为脉搏压，简称脉压，反映心动周期中血压的平均值。舒张压加 1/3 的脉压等于平均动脉压，书写时常用 mBp 表示，例如：医生书写病历时：Bp：120/90 毫米汞柱，即为 sBp120 毫米汞柱，dBp90 毫米汞柱。这时的脉压为 120－90＝30，动脉平均压等于 1/3 的脉压加舒张压，即为 30×1/3＋90，平均动脉压就是 100 毫米汞柱。患者在家自测血压书写血压数值时常犯的错误是将低压写在前面，高压写在后面，如：70/120 毫米汞柱，正确的写法应为 120/70 毫米汞柱。

5 心室舒张时为什么还会有血压（舒张压）

心脏收缩时每次向主动脉内射出 60～80 毫升血液，而刚出心脏的主动脉具有较高的弹性，其中只有 1/3 的血液流向外周血管，大部分血液（约 2/3）被贮存在富有弹性和扩张性良好的主动脉及大动脉内，这时的主动脉被动扩张，将心脏射出血液的动能转换成势能，当心脏由收缩转而为舒张时心脏停止射血，这时贮存在主动脉内的血液靠主动脉的弹性回缩力将这部分血液继续推向外周（势能转换成动能），这样才保持了血液流动和血压的连续性，只要血容量正常和主动脉弹性功能正常，高压和低压就会相对稳定，血压波动和脉压差就不会过大。当主动脉发生硬化弹性功能下降时，心脏舒张时主动脉的弹性回缩力自然就会下降，低压随之降低，脉压差变大，这种情况在老年人中常见，如：张先生，76 岁，血压 152/52 毫米汞柱（高压 152 毫米汞柱，低压 52 毫米汞柱），脉压差达 100 毫米汞柱，说明他的动脉弹性下降了。

6 什么是偶测血压

偶测血压并不是指日常生活中“偶然测量的血压”，而是医学中的一种术语，医学上也称随测血压或诊所血压，是医护人员按统一的规范进行测量获得的血压值。与之相对应的有动态血压和家庭自测血压。偶测血压是目前临床上诊断高血压并进行分级的主要依据。在医院门诊就诊或住院时医生或护士用血压计(汞柱的或电子的)给患者测量的血压、体检时测的血压都称为偶测血压,通常我们所说的血压就是偶测血压。

7 血压为什么总是波动呢

李女士,65 岁,因患高血压而买了电子血压计,按医生的指导在家经常测量血压,但李女士常常很困惑,因她每次测的结果都不一样,在短短的 10 分钟里测量了 3 次,结果分别是:148/82 毫米汞柱,136/80 毫米汞柱,128/70 毫米汞柱。这是为什么呢?

在临床工作中,像李女士有这样疑问的人非常普遍,经常有患者会提出这样的问题:"血压计有问题吧? 血压计不准吧? 几分钟内量的血压数值怎么就不一样呢?"众多有血压测量经验的人都有这样的体会,不同的时间很难量出数值完全相同的血压。健康成人一天中血压的波动范围也可达 40～50 毫米汞柱。正常人和多数高血压患者的血压多呈现白天高、夜间低的规律性变化,白天血压处于相对较高水平,多呈双峰,即上午 8～9 点和下午 4～6 点血压最高。24 小时动态血压的这种昼高夜低的趋势图呈勺形,即有一明显的夜间低谷,夜间血压较白天血压平均低 10%～20%。这种 24 小时内血压的波动受诸多生理和环境因素的影响,如心脏收缩功能、外周血管阻力的大小、循环血容量的多少以及睡眠—觉醒周期、体位、体力活动强度、情绪波动、气温、气压、季节等。如果每搏输出量增大而外周阻力和心率变化不大,动脉血压的升高主要表现为收缩压的升高,舒张压可能升高不多,故脉压增大;反之则相反。可见,在一般情况下,收缩压的高低主要反映心脏每搏输出量的多少。如果心率加快,而每搏输出量和外周阻力都不变,舒张期血压明显升高。外周阻力加大常表现以舒张压升高明显。主动脉和大动脉的弹性贮备作用减退,则动脉血压的波动幅度明显增大。老年人由于血管弹性降低，贮备功能下降，因而动脉血压波动较大。循环血量和血管系统容量相适应，才能使血管系统足够地充盈，产生一定的体循环平均充盈压。如失血后，循环血量减少，则血压必然降低。上述对影响动脉血压的各种因素，在人体内都是互相有关联，而不是独立存在的。实际上，在各种不同的生理情况下，上述各种因素可同时发生改变。因此，某种情况下动脉血压的变化，往往是各种因素综合作用的结果。研究人员把传感器放在血管内，这样可以随时测得血压的变化，结果发现血压在不断地波动，甚至有时波动的幅度很大，数分钟内的变化超过 100 毫米汞柱（即从 220/112 毫米汞柱很快降到 120/94 毫米汞柱），那么我们每次测量的时间不同肯定测得的数据也不可能一样。

血压测量知识

1 血压测量始于何年代？何时发明了血压计

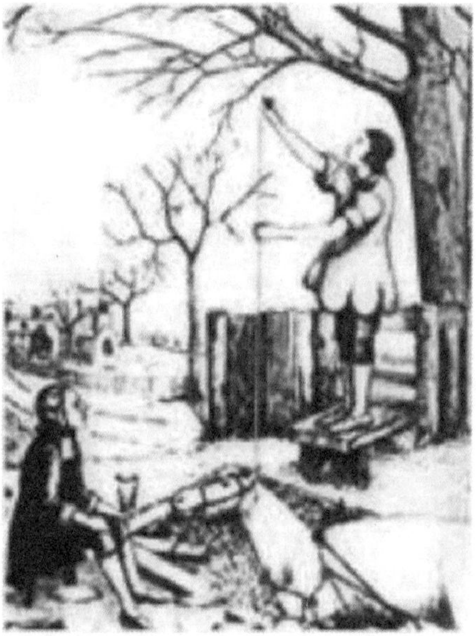

用于测量人体血压的工具——血压计的发明与研制源于18世纪初的英国，至今有近200年的时间。人们首次测量血压是在动物身上做试验的。1733年，一位叫Stephen Hales的牧师，首次测量了动物的血压。他用尾端接有小金属管、长270厘米的玻璃管插入一只马的颈动脉内，此时血液立即倾入玻璃管内，高达270厘米，这表示马颈动脉内血压可维持270厘米的血柱高，高度会因马的心跳而稍微升高或降低，心脏收缩时血压升高（收缩压），心脏松弛时血压下降（舒张压）。从此揭开了人类历史上血压测量的首页。1856年法国的外科医生Faivre将一个病人切断的肱动脉接到水银测压计上，首次测量到人的动脉血压。到1896年，意大利人Riva Rocci改制了一种不破坏血管的血压计。这种血压计由袖带、压力表和气球三个部分构成。这种血压计测量血压较直接测量马的血压科学、安全得多。大约10年后，俄国生理学家 Korofkoff 在 Riva Rocci 的血压计的基础上，测量血压时，在袖带里面靠肘窝内侧动脉搏动处放上听诊器。当测量时，听到听诊器中传出的第一个声音时，水银柱所达到的高度就是收缩压，接着水银柱下降，到脉搏跳动声音变弱时，此时水银柱所在的高度就是舒张压。大量临床应用证明，这种血压计测定血压的方法既科学，又安全、准确。所以，它一直沿用至今。

2　血压的计量单位有几种？ 常用的是哪种

血压的计量单位有两种。一种是毫米汞柱，用符号 mmHg 表示；一种是千帕斯卡，简称千帕，用符号 kPa 表示。虽然国际上和我们国家的有关法律规定血压的法定计量单位是千帕，但由于毫米汞柱计量血压时数据多为整数，使用方便，容易记忆，而且毫米汞柱计量血压的精确度比千帕高 7.5 倍，更利于较精确地描述血压水平，所以 1977 年 5 月世界卫生大会 WHA30.39 决议里建议：在其他领域广泛采用帕斯卡之前，仍将毫米汞柱保留为体液压力测定仪器的标度，并附加千帕斯卡标度。目前，无论是世界还是国内高血压方面的权威性论著均采用毫米汞柱作为血压的计量单位。两者的换算方法如下：1 千帕＝7.5 毫米汞柱；1 毫米汞柱＝0.133 千帕。

3　血压测量的方法有几种

我们的血压是不停地波动的，所以人们必须有简便易行的血压测量方法。那么现在血压的测量究竟用哪些方法呢？血压测量有间接法和直接法。间接测量法是在体表通过血压计进行测量，这种方法简便，无创伤。医院和家庭中一般采用的测量方法是间接测量法，除非特别注明，一般所谓血压指的是肱动脉（上臂动脉）血压。

直接测量法是用一种特制的导管插入动脉内，直接测量动脉腔内压力，这种测量方法比较准确，但技术要求比较高，而且有一定的创伤，病人往往不易接受，故其不宜广泛使用，仅在一些特殊情况下使用。例如当怀疑有假性高血压存在时则需要直接动脉内测压来帮助诊断，另外现在心血管外科手术后和手术麻醉时常采取动脉内直接测压，以获取准确血压数值，便于观察病情。

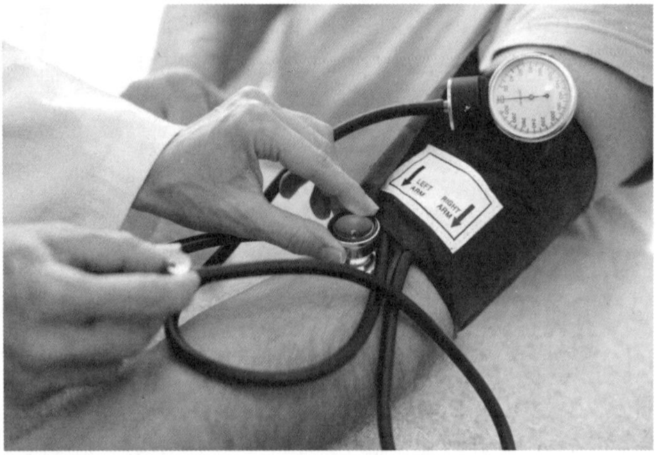

间接测量方法

4 用哪种血压计测量血压较好

目前我们常见的测量血压的仪器有：①汞柱血压计；②电子血压计；③动态血压计。电子血压计又分有上臂式、手腕式、指套式。动态血压计有上臂式和腕表式两种。用传统的汞柱式血压计测量血压尽管测量较准确，但由于存在汞污染问题，对于患者来讲操作也较烦琐，呈逐渐被淘汰的趋势。经国际权威机构如 BHS（英国高血压学会）、AAMI（美国医疗器械检测协会）和 ESH（欧洲高血压学会）校准的电子血压计我们都可以放心地使用。但最好选用上臂式电子血压计，尽量不要使用手腕式或指套式电子血压计，后者误差较大。

5 如何自我测量血压

国际高血压学界越来越重视医院外的自测血压。自我测量血压的具体方法与诊所偶测血压基本上相同，可以采用水银柱血压计，但必须培训柯氏音听诊法。若选用电子血压计一般推荐使用符合国际标准(BHS 和 AAMI)的上臂式全自动或半自动电子血压计。不推荐使用指套式电子血压计。自我测量血压时,也以 2 次读数的平均值记录,同时记录测量日期、时间、地点和活动情况。一般而言,自测血压值低于诊所血压值,日间收缩压较门诊低 10～15 毫米汞柱,舒张压低 5～10 毫米汞柱。目前尚无统一的自我测量血压正常值,推荐 135/85 毫米汞柱为正常上限参考值。

6 怎样才能正确测量血压呢

宋先生患高血压 10 余年,在医生的建议下买了符合标准的电子血压计,但总是测量不好,为什么呢? 许多人可能认为测量血压的方法很简单,往往忽视了测量血压的细节问题,不规范化测量血压会导致测量数值的不准确。那么如何才能正确测量血压呢?

(1)被测量者需注意的事项:

●检查前 5 分钟内不要做体位变动,安静休息,精神放松。测量前 30 分钟内避免受寒、用力、疼痛、疲劳、进食、吸烟和饮咖啡等,应排空膀胱。

●被测量者取坐位,最好坐靠背椅;裸露右上臂,肘部置于与心脏同一水平。若疑有外周血管病,首次就诊时应测双臂血压。特殊情况下测量血压时可以取卧位或站立位,老人、糖尿病患者及常出现体位性低血压情况者,应测立位血压。立位血压测量应在卧位改为站立位 1 分钟和 5 分钟时测量。

(2)测量环境的要求:

●检查室温度适当,理想的室内温度应在 21℃左右。

●安静无噪声。

(3)测量者需注意的事项:

●以前强调最好选择符合计量标准的水银柱式血压计进行测

量，但目前提倡使用符合国际标准（BHS 和 AAMI）的电子血压计。

●将袖带贴缚在被测者上臂，袖带松紧以能容纳两手指为宜。袖带下缘应距肘弯 2.5 厘米。袖带与心脏在同一水平。

●用汞柱式血压计时将听诊器的胸件置于肘窝肱动脉处，不可塞于袖带下（常犯的错误）。不论被测者体位如何，血压计均应放在心脏水平。

●袖带大小应合适，袖带气囊至少应包裹 80%上臂。大多数人的臂围 25～35 厘米，宜使用宽 13～15 厘米、长 30～35 厘米规格的气囊袖带，肥胖者或臂围大者应使用大规格袖带，儿童用较小袖带。

●测量时快速充气，气囊内压力应达到桡动脉搏动消失并再升高 30 毫米汞柱，然后以恒定速率（2～6 毫米汞柱/秒）缓慢放气。心率较慢时放气速率也较慢。获取舒张压读数后快速放气至零。电子式全自动血压计放气完全自动控制，不受人为因素影响。

●在放气过程中仔细听取柯氏音，观察柯氏音第Ⅰ时相与第Ⅴ时相水银柱凸面的垂直高度。收缩压读数取柯氏音第Ⅰ时相，舒张压读数取柯氏音第Ⅴ时相（消失音）。儿童、妊娠妇女、严重贫血、主动脉瓣关闭不全或柯氏音不消失者，以柯氏音第Ⅳ时相（变音）定为舒张压。

●第一次测量后应相隔 2 分钟重复测量，取 2 次读数的平均值记录。如果 2 次测量的收缩压或舒张压读数相差>5 毫米汞柱，则相隔 2 分钟后再次测量，然后取 3 次读数的平均值。

7 自己在家中测量的血压能作为评估血压水平的方法吗

自己在家中测量血压称为“自我测量血压”，即受测者在家中或其他环境里给自己测量血压，只要能规范化自我测量血压，这种方法即是临床上医生评估血压水平的重要方法之一。另外评估血压的方法还有“诊所偶测血压（CBP）”和“动态血压监测（ABPM）”。前者是临床传统测量方法，已有 100 年历史，指有医护人员在标准条件下按统一的规范进行测量，是用于诊断高血压和分级的标准方法。后者指使用符合国际标准的监测仪，受测者处在日常生活状态下，测压间隔时间 15～30 分钟，白天与夜间的测压间隔时间尽量相同。一般监测 24 小时。

8 自我测量血压有何意义

李先生,56 岁,因患高血压经常到医院就诊。每次见到医生心情紧张,在医院测的血压较高:168/98 毫米汞柱,但回家后测的血压是:126/78 毫米汞柱。那么医生该按哪个血压值给患者处方用药呢? 其实李先生是“白大衣现象”,在医院里医生或护士给他测血压时他紧张,这时血压短暂升高,离开医院的环境很快血压就恢复了,所以不必服用太多的降压药。

因为高血压患者的生活或工作时间绝大多数是在诊所或医院外度过的,判断血压控制是否良好,主要看患者在家中或工作场所自己测量的血压数值,自测血压也是观察病情和调整药物的重要依据。为了提高高血压的知晓率以及患者对治疗的依从性和对自测血压必要性的认识,高血压防治工作者通过各种途径不断地在强调自测血压。2011 年世界高血压日和中国高血压日的主题均是“知晓您的血压和控制目标”,若广大民众掌握自测血压方法,可及时监测到血压的异常,是有效提高高血压知晓率的方法。医生提倡高血压患者家中自测血压,定期将血压数值反馈到医疗机构,医生可详细可靠地了解患者日常生活中的血压数值及其变化,以便判断治疗方案是否正确,如何调整。另外自测血压也是鉴别白大衣高血压的主要方法,自我测量血压在评价血压水平和指导降压治疗上已成为诊所偶测血压的重要补充。

9 自我测量血压应多长时间测一次或每天应测几次？应在每天的什么时间测量为好

樊大妈，65岁，患有高血压多年，儿子给她买了个自动电子血压计，她一会儿测一次，一天能测10～20次，儿子说测得太多了。那么血压应多长时间测一次，应在每日的什么时间测量为好呢？

这个问题是高血压患者较关注的问题。有关书籍中没有血压测量频度的详细要求或指标。根据医者的经验，初始接受高血压治疗的患者或更换降压药物时，每天应测量血压4次或至少测量2次，一般在每天的7点、10点、16点和20点测量较好，但特殊情况测量的频度和时间也可调整。如患者每天血压波动较大或高血压急症发生时，测量频度可适当增加甚至要24小时血压监护。家人不熟悉血压测量步骤或不能够规范测量血压者，初始接受抗高血压药物治疗或降压药物调整时最好住院，这样可保证第一手资料的可靠和准确性，在允许的降压幅度范围内尽可能地缩短药物调整的时间。血压经调整后达标并且稳定的患者，1周测量1～2次即可。血压长期稳定的患者也可2～3周测量1次血压。测量时间最好在自身24小时动态血压的高峰时间、低谷时间和平均时间各测量几次。

10 常见的血压测量仪器有几种

目前临床上常用的血压测量仪器有以下几种：

(1)水银柱式血压计：1896年意大利Riva－Rocci发明，它与柯氏音听诊法一起组成了目前临床测量血压的标准方法。为了避免汞对地球造成的危害和污染，目前越来越提倡使用电子血压计。

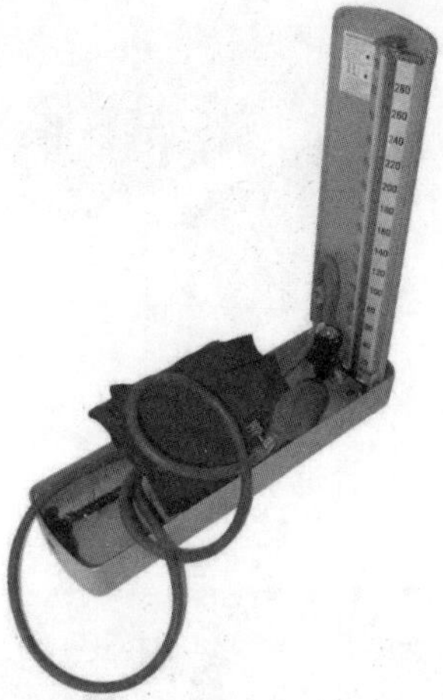

水银柱式血压计

（2）气压表式血压计：比较轻便，容易携带，但是必须定期与水银柱式血压计进行校准，因随着使用时间的推移，其机械装置常难以保证读数正确，通常读数偏低。

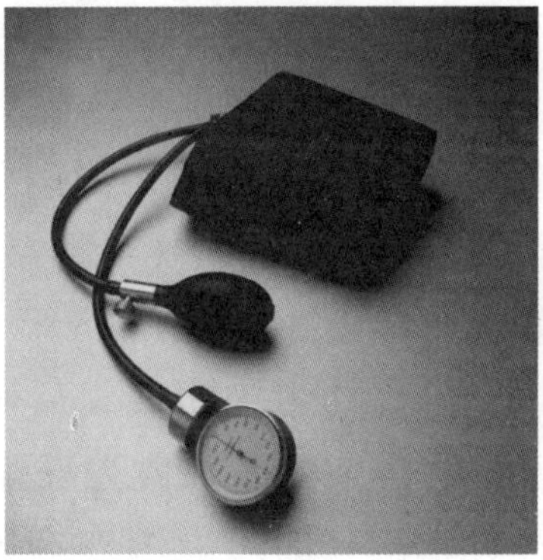

气压表式血压计

（3）电子血压计：袖带充气后仪器自动显示或打印血压读数，可以比较方便的自我测量血压。根据是否需要手动充气，电子血压计分为半自动式或全自动式；根据袖带充气加压部位，又可分为上臂式、手腕式与指套式。上臂式可靠性相对较好。指套式准确性较差，一般不推荐使用。

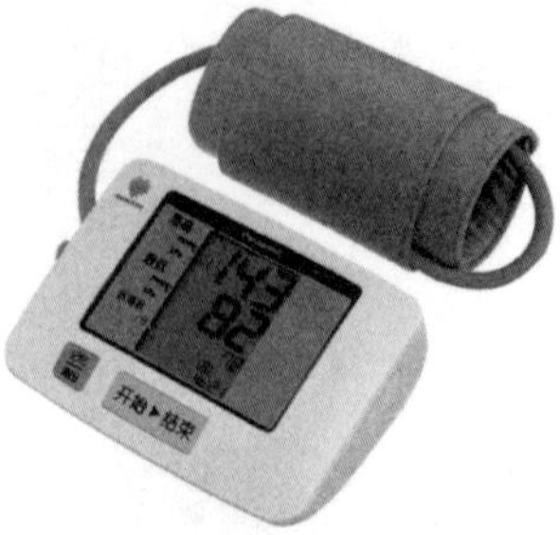

电子血压计

11 什么是柯氏音听诊法？ 什么是柯氏音

虽然现在国际高血压界推荐使用电子血压计，但汞柱式血压计是一个经典的方法，我们还是应该详细地了解一下。柯氏音听诊法是使用汞柱式血压计设计的知识。柯氏音听诊法是1905年外国学者Korotkoff首先启用用听诊法检测血流信号而测得血压的方法。听诊技术检测袖带加压造成血流间断通过时产生的一组音质和响度逐渐变化的搏动音，称为柯氏音。当袖带充气使肱动脉搏动消失，再将汞柱升高20～30毫米汞柱后，开始缓慢放气，按Korotkoff分期法，这时听到的第一次声响的汞柱值为收缩压（第一期），随着汞柱下降，声音逐渐加强（第二期），继而出现吹风样杂音（第三期），然后声音突然变小而低沉（第四期），最终声音消失（第五期），声音消失时的汞柱值为舒张压。简单地讲，袖带加压放气后听到的第一次声响的汞柱值为收缩压，最后一次声响的汞柱值为舒张压。个别情况下，汞柱下降至零时声音仍未消失，这时可取第四期即声音突然变调时的汞柱值为舒张压。一般情况下除非仪器进行分析，否则人耳常常难以仔细区分第Ⅰ、第Ⅱ、第Ⅲ时相柯氏音。有时第Ⅳ时相也难听清楚。目前我们用的水银柱或气压表式血压计测血压时听诊法就是柯氏音听诊法，此方法国际通用。

12 血压测量不准确会产生什么后果

血压数值是医生判断和掌握病情的第一手资料，它的准确性直接关系到诊断和治疗方案的正确与否。比如仅几个毫米汞柱的误差，就会造成高血压的诊断是否成立？高血压属于哪一级别？属于哪一危险层次？应该采取哪一种治疗方案等几种不同的结论。例如，某患者男性 60 岁，血压为 180/90 毫米汞柱，心血管危险分层为很高危，需要立即药物降压治疗。若血压测量时有误差将血压测为 178/90 毫米汞柱，则危险层为中危，在治疗上则有原则性的不同，中危层的患者可以采取非药物治疗的方法，其中包括鼓励患者运动等。不规范的血压测量有时可造成甚至几十毫米汞柱的误差。若延误该患者的治疗则可能产生不可挽救的恶果。所以，测量血压不规范或不准确会造成错误的诊断和治疗。

13 测量血压时易犯的错误有哪些

造成测量血压误差的常见原因有以下几种：

(1)测量血压缺乏耐心：测量血压前应让病人休息几分钟后再测量。而且隔几分钟后再复测血压，如此反复三次，才能确定可供临床参考的血压值。而现在很少有人这样“不厌其烦”地给病人测量血压，多是“一锤定音”，因此，就很难排除许多因素干扰所造成的假象，使血压出现误差。

(2)袖带位置不对：包缚袖带时应充分暴露上臂，袖带内不应包裹衣服，袖带下缘应在肘弯横纹上 2.5 厘米，不应覆盖听诊处(肱动脉搏动处)。如果袖带位置过低，听诊器胸件塞在袖带里，测得的血压值会偏高。

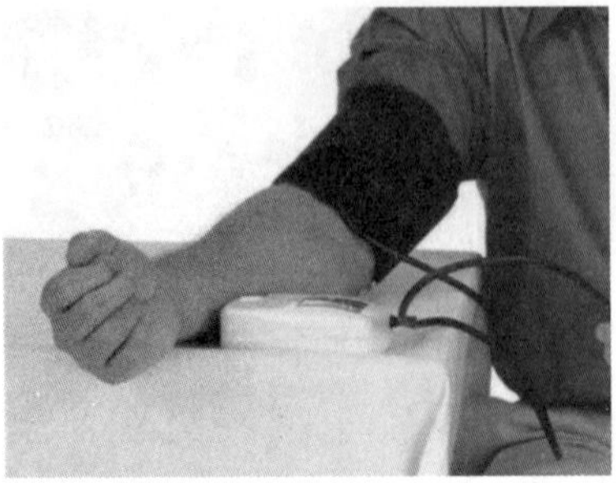
袖带位置过低

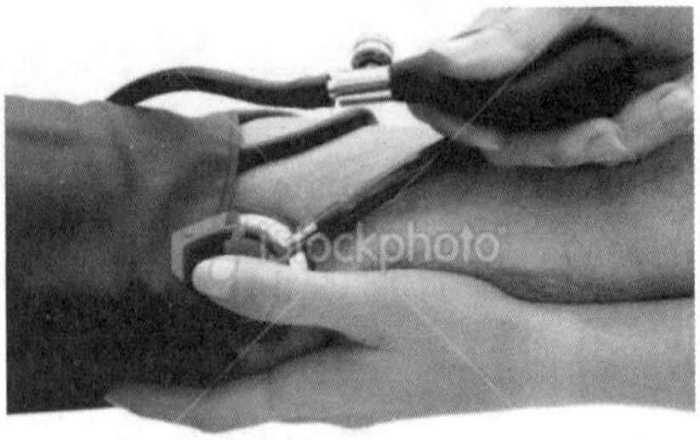

听诊器放入袖带内

(3)偏离听诊点太远(用汞柱式血压计测量血压时):许多测压者在捆好袖带后,并不是仔细触摸肱动脉最强搏动点,然后再放听诊器胸件,而是大概找个听诊位置。因为偏离听诊点,听到的血流变音(柯氏音)不精确,由此作出的诊断,很易出现误差。

(4)袖带减压过快:按规定应在阻断血流听不到肱动脉搏动音后,再缓缓放气减压,使水银柱徐徐下降,放气速度一般为 2 毫米汞柱/秒,读数应精确到 2 毫米汞柱。而许多测量血压者,放气减压太快,使水银柱迅速下降,判断误差常有 6～8 毫米汞柱,多则 10～20 毫米汞柱。他们认为血压正常范围本来很宽,似乎没有必要那么精确,事实上,正常与非正常的临界值也就是几个毫米汞柱。

14 使用汞柱式血压计读取血压值时应注意哪些事项

规范化测量血压时准确地读取血压数值也很重要,否则也会出现误差,注意事项有以下几点:

- 血压数值应以水银柱凸面的顶端为准。
- 如水银面在两个刻度之间,读数应取较上一刻度值。
- 眼睛应与水银柱凸面的顶端相平行。
- 读数只能是 2、4、6、8、0 等偶数。
- 血压单位用毫米汞柱(mmHg),读数应精确到 2 毫米汞柱。

高血压的诊断标准

1 血压达到什么水平可诊断为高血压

2010年由卫生部疾病预防控制局、中国高血压联盟和国家心血管病中心联合颁布的《中国高血压防治指南》将高血压定义为：在未使用降压药物的情况下，非同日3次测量血压，收缩压≥140毫米汞柱和/或舒张压≥90毫米汞柱。收缩压≥140毫米汞柱和舒张压<90毫米汞柱为单纯性收缩期高血压。患者既往有高血压病史，目前正在使用降压药物，血压虽然低于140/90毫米汞柱以下，也诊断为高血压。根据血压升高水平，又进一步将高血压分为1级、2级和3级。具体分级如表1：

表1　成人(≥18岁)血压水平的定义和分类

类别	收缩压(毫米汞柱)		舒张压(毫米汞柱)
正常血压	<120	和	<80
正常高值血压	120～139	和(或)	80～89
高血压	≥140	和(或)	≥90
1级高血压(轻度)	140～159	和(或)	90～99
2级高血压(中度)	160～179	和(或)	100～109
3级高血压(重度)	≥180	和(或)	≥110
单纯收缩期高血压	≥140	和	<90

2003年"美国高血压预防、检测、评估与治疗联合委员会"第7次

报告(JNC 7)高血压的分级如表 2：

表 2　2003 年 JNC7 成人(≥18 岁)血压的分类

血压分类	收缩压(毫米汞柱)		舒张压(毫米汞柱)
正常	<120	和	<80
高血压前期	120～139	或	80～89
1 级高血压	140～159	或	90～99
2 级高血压	≥160	或	≥100

相比而言美国的分级标准更简单易记。

2　什么是高血压？什么是高血压病

人们常常不清楚高血压与高血压病仅仅一字之差有什么不同。高血压分为原发性高血压(也称为高血压病)与继发性高血压。所以高血压与高血压病不是一个概念。当一个人的血压水平达到高血压诊断标准时均可诊断为高血压,但高血压病是原发性高血压的同义词。高血压病是多种危险因素作用在人体导致的血压升高,往往找不到一个明确的原因。继发性高血压则是可以找到一个明确原因的引起血压升高的疾病,当该疾病治愈后血压大多也随之降至正常。

只有当经过各种有效的检查排除了继发性高血压之后才可以下原发性高血压即高血压病的诊断。当然继发性高血压占高血压人群的比例是少数的,但在难治性高血压人群中或高血压专科所占的比例较高。

3　哪些情况会增加高血压患者患心脑血管疾病的危险

高血压患者最担心的问题是出现偏瘫、心脏病或突然出现其他意外。高血压患者除了血压水平高低与其患心脑血管疾病危险有关外,身体的其他状况也与危险性密切相关,如同样水平的血压如果年龄男性>55 岁,女性>65 岁危险性也增加;吸烟、肥胖(BMI≥30)、缺乏体力活动、血脂紊乱、糖尿病、血同型半胱氨酸升高危险性也会增加。同样水平的高血压患者若有早发心血管疾病家族史(一级亲属发病年龄男<55 岁，女<65 岁）危险性比没有家族史的患者增加。例如：张先生与李先生相比血压水平一样，168/98 毫米汞柱，但张先生不但饮酒、吸烟、肥胖，而且运动很少，那么张先生患脑卒中的危险比李先生大得多。

4 什么叫做靶器官

高血压医学书籍中常提到靶器官，靶器官也可以说是当血压升高时机体最容易受到损害的器官，靶器官的需氧量较高，如大脑、心脏、肾脏、眼底和血管。当一个人患上高血压时，最重要的控制血压的目的也是保护靶器官，尽量使靶器官不受损害或将损害降低到最低，才能预防这些器官出现问题，使机体的这些重要的器官正常"工作"，患者的生活质量不受影响，寿命也和正常人一样不会缩短。

5 若不控制血压或不将血压降到正常，机体会出现哪些问题

常在工作中碰到这种情况，高血压没有任何的不舒服时患者会拒绝服药，认为药物会有副作用。若患上高血压长期得不到有效治疗，血压始终处于高水平时，机体的脏器会发生如下改变：如心脏会出现左心室肥厚（通过心电图、超声心动图或 X 线检出）；化验尿液时可能出现蛋白尿（表明肾脏已经受损）；血液化验出现血浆肌酐浓度升高（肾功能严重受损标志）；超声或 X 线证实有动脉粥样斑块（颈、髂、股或主动脉），是动脉受损的表现；眼底检查发现视网膜普遍或灶性动脉狭窄、渗出或出血（眼底小动脉硬化）。

6 什么情况下可以不服用降压药物

当一个患者被确定患上高血压后，医生首先要评估患者的危险层次，之后才会确定治疗方案，除了根据血压水平评估外，还要根据患者的其他危险因素，比如年龄、吸烟与否、是否有糖尿病或糖耐量受损、血脂情况、早发心血管疾病家族史、腹型肥胖、血同型半胱氨酸

是否升高等。当评估后确定患者属于低危或中危层次时可以暂时不服用药物降压，但需要在医生指导下密切观察血压，同时开始非药物治疗的措施。属于低危、中危的患者如下：

(1)低危组：男性年龄＜55 岁、女性年龄＜65 岁，高血压 1 级(收缩压 140～159 毫米汞柱或舒张压 90～99 毫米汞柱)、无其他危险因素者，属低危组。

(2)中危组：高血压 2 级或 1～2 级(收缩压 140～179 毫米汞柱或舒张压 90～109 毫米汞柱)，同时有 1～2 个危险因素。

暂时不服用降压药不等于不治疗，这个时期主要是改善生活方式，如限盐、戒烟、限酒、运动、保持正常体重、心理调整等，降低血压的功效不次于降压药。

7　老年高血压患者血压控制水平是否可以高些呢

根据我国及世界高血压防治指南的要求，老年高血压患者控制血压的目标水平可以不同于非老年患者，比如老年(65 岁以上)高血压患者收缩压控制在小于 150 毫米汞柱即可，但患者若能耐受则可以进一步降低。而一般的高血压患者则要求控制在 140/90 毫米汞柱以下。当伴有肾脏病、糖尿病或冠心病的患者应将血压降到 130/80毫米汞柱以下，脑卒中后的高血压患者一般降至小于 140/90 毫米汞柱。单纯收缩期高血压收缩压 150 毫米汞柱以下就达标了，具体的目标应该由医生根据病人的具体情况来定。

8　什么是假性高血压

假性高血压是医学的一个专业名词，是指用普通的袖带测压法所测得的血压值高于经动脉穿刺而直接测得的血压值。它不包括由于测量者测量不规范或测量仪器不准确而致数据的不准确。它的由来有近 30 年的历史。1974 年国外学者 Taguchi 和 Sumangool 发现一例男性患者使用汞柱式血压计因血压过高而无法测得，后经动脉内直接测压其血压为 130/75 毫米汞柱，后来的动脉造影显示，患者存在严重的肱动脉钙化可能影响袖带压力的正常传导，使测得的血压值升高，二位学者随即提出假性高血压的概念。这一特殊类型的高血压多见于老年人。

这种情况一般不宜降压治疗，主要治疗动脉硬化本身，改善全身脏器的供血状态。若采用不合适的降压治疗，可能会带来严重的后果。

9 什么是白大衣性高血压？ 它是否需要治疗呢

李大爷去医院看病，医生先给他测了血压，一测高压180毫米汞柱，低压145毫米汞柱，李大爷说自己平时在家测量的血压正常，咋到医院测就这么高呢？

我们经常遇到这种情况，就像李大爷这样的，他们在医疗环境中，由医生或护士测血压时会不由自主地焦虑紧张，致使血压升高并达到高血压的诊断标准，而在家中自测血压或24小时动态血压监测均呈正常，这称之为白大衣性高血压，又称诊所高血压。一般收缩压比平常高20毫米汞柱左右，舒张压比平常高10毫米汞柱。白大衣性高血压是一过性的反应性血压升高，而绝大部分时间内实际血压处于正常水平，故属"假性"高血压。女性多见，一般无靶器官损害的临床证据，对降压治疗易发生较多的不良反应。

若无其他危险因素及靶器官损害并存，白大衣性高血压无需药物治疗。但也有研究提出，这类人群的血压较易受环境的影响，且常处于紧张、焦虑等不良环境刺激当中，日后患高血压的概率比其他人高出2倍，说明白大衣性高血压虽然是一种"假性"高血压，但随着时间推移，年龄增加，很可能发展成为真性高血压，所以对他们应该进行生活和心理等方面的调整，定期进行血压监测。合理运动对预防高血压有益。

10 什么是动态血压？ 哪些人应做动态血压检查

使用动态血压记录仪测定一个人昼夜24小时内，每间隔一定时间的血压值称为动态血压。动态血压监测能提供日常活动和睡眠时的血压信息。记录的内容包括收缩压、舒张压、平均动脉压、心率以及它们的最高值和最低值，24小时、白天和夜间血压负荷（血压升高占测量总数的百分比）以及白天与夜间平均血压的差值等。动态血压记录仪分袖带式和指套式两类。一般临床采用前者。受测者处在日常生活状态下。测压间隔时间15～30分钟，设定时一般白天比夜间的测压间隔时间短。通常监测24小时，目前我国推荐以下值为正常参考标准：24小时均值＜130/80毫米汞柱，白天均值＜135/85毫米汞柱，夜间均值＜120/70毫米汞柱（2003年JNC7的标准：高血压患者白天血压≥135/85毫米汞柱，睡眠时≥120/75毫米汞柱）。正常情况下，夜间血压均值比白天血压均值低10%～20%（勺形曲线）。如果不存在这种血压下降现象，则其发生心血管事件的危险增加。

原则上任何高血压患者均应做24小时动态血压监测，以明确自身24小时血压的曲线特征（勺形或非勺形）、血压负荷等，对判断其预后、靶器官损害的危险性和指导选药有重要意义。当怀疑白大衣高血压、血压波动较大、评价某种降压药用于个体的效果时更应做24小时血压监测。

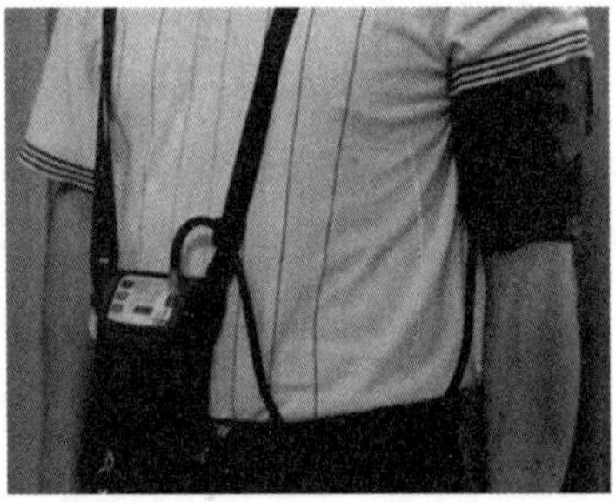

进行动态血压检查

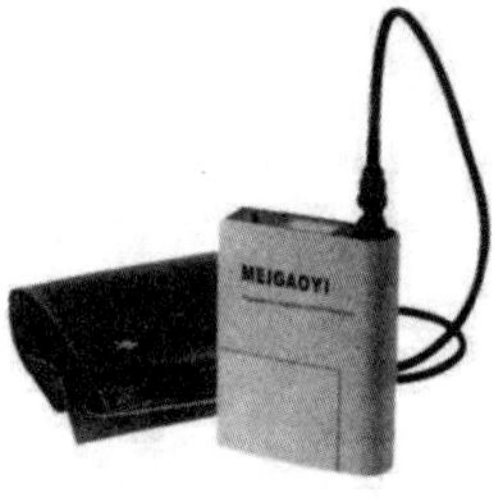

动态血压仪器

11 血压负荷指的是什么

血压负荷指动态血压监测时收缩压或舒张压的读数大于正常值的次数占总测量次数的百分比。24 小时动态血压测量结果中能清楚地显示这些数值。血压负荷近来受到研究者的重视。有研究认为血压负荷与心血管死亡率密切相关，能精确地预测心血管突发疾病。有报道收缩压或舒张压负荷大于 30%，可有显著的心室舒张功能下降，而收缩压或舒张压负荷大于 40%是预测左心室功能不全的指征，当左心室发生肥厚时血压负荷可达 60%～90%。所以提出当血压负荷大于 40%时应积极治疗，防止靶器官损害的发生。

高血压的患病因素

1 目前我国高血压的发病情况如何

我国高血压患病率仍呈增长趋势，根据 2002 年卫生部和国务院新闻署发表的一个我国居民营养和健康状况调查结果，发现我国高血压的发病率是 18.8%，当时我国高血压的发病人口大约是 1.6 亿，目前已超过 2 亿。中青年高血压的发病率有明显增加的趋势，以北京地区来说，虽然全国高血压的发病率是 18.8%，但是在北京地区调查患病率约 24.8%。在我国高血压发病率北方高于南方、男性高于女性，近年来我国农村高血压发病率快速上升，“城乡差别”明显减少；更令人担忧的是我国高血压的发病年龄正在逐渐提前，高血压患病率的增长趋势，年轻人群比老年人更明显，35～44 岁人群高血压增长率男性为 74%，女性为 62%。

2 高血压患病率升高的原因是什么

目前发病率升高的原因与下面不健康生活方式有直接关系。

(1)高钠、低钾膳食：人群中，钠盐(氯化钠)摄入量与血压水平和高血压患病率呈正相关，而钾盐摄入量与血压水平呈负相关。膳食钠/钾比值与血压的相关性甚至更强。高钠、低钾膳食是我国大多数高血压患者发病最主要的危险因素。我国大部分地区，人均每天盐摄入量 12～15 克以上。在盐与血压的国际协作研究中，反映膳食钠/钾量的 24 小时尿钠/钾比值，我国人群在 6 以上，而西方人群仅为 2～3。

(2)超重和肥胖:身体脂肪含量与血压水平呈正相关。人群中体重指数(BMI)与血压水平呈正相关,BMI 每增加 3 千克/米^2,4 年内发生高血压的风险,男性增加 50%,女性增加 57%。我国 24 万成人随访资料的汇总分析显示,BMI≥24 千克/米^2 者发生高血压的风险是体重正常者的 3～4 倍。身体脂肪的分布与高血压发生也有关。腹部脂肪聚集越多,血压水平就越高。腰围男性≥90 厘米或女性≥85 厘米,发生高血压的风险是腰围正常者的 4 倍以上。随着我国社会经济发展和生活水平提高,人群中超重和肥胖的比例与人数均明显增加。在城市中年人群中,超重者的比例已达 25%～30%。超重和肥胖将成为我国高血压患病率增长的又一重要危险因素。

(3)饮酒:过量饮酒是高血压发病的危险因素,人群高血压患病率随饮酒量增加而升高。虽然少量饮酒后短时间内血压会有所下降,但长期少量饮酒可使血压轻度升高;过量饮酒则使血压明显升高。如果每天平均饮酒>3 个标准杯(1 个标准杯相当于 12 克酒精,约合 360 克啤酒,或 100 克葡萄酒,或 30 克白酒),收缩压与舒张压分别平均升高 3.5 毫米汞柱与 2.1 毫米汞柱,且血压上升幅度随着饮酒量增加而增大。在我国饮酒的人数众多,部分男性高血压患者有长期饮酒嗜好和饮高度酒的习惯,应重视长期过量饮酒对血压和高血压发生的影响。饮酒还会降低降压治疗的疗效,而过量饮酒可诱发急性脑出血或心肌梗死发作。

(4)精神紧张:长期精神过度紧张也是高血压发病的危险因素,长期从事高度精神紧张工作的人群高血压患病率增加。

(5)其他危险因素:高血压发病的其他危险因素包括缺乏体力活动等。除了高血压外,心血管病危险因素还包括吸烟、血脂异常、糖尿病、肥胖等。

3 高血压会遗传吗

柴强在一个单位做营销工作，由于工作的原因常喝酒吸烟，今年才33岁已经发福了，每次节假日回家看父母，母亲总是唠叨他，要少喝酒、少吸烟、多运动，不然将来和父亲一样患高血压，天天都得吃药，说高血压有遗传性。那么高血压真的像柴强母亲说的那样有遗传吗？

有的患者认为父母患高血压后肯定遗传到子女，其实高血压并不是绝对会遗传。目前多数学者认为，高血压属于多基因遗传性疾病。通过高血压患者家系调查发现，父母均患有高血压者，其子女今后患高血压概率高达45%；父母一方患高压病者，子女患高血压的概率是28%；而双亲血压正常者其子女患高血压的概率仅为3%。但现实生活中经常可以见到父母均患高血压但子女血压正常，遗传因素固然不可以改变，但不要忘记高血压形成的因素与不良生活方式直接相关，父母遗传基因导致后代对升高血压的危险因素敏感，当这些因素作用于后代时容易引起血压升高，但生活中如注意避免升高血压的危险因素则可以不得高血压。有些有高血压家族史的患者，经过非药物治疗（彻底改变生活方式）一段时间后血压可完全降至正常而摆脱了服药的麻烦。

4 血压是否随年龄增长而升高呢

统计资料显示，男女两性的平均收缩压从35岁起稳步上升，每5岁增加约4毫米汞柱；而平均舒张压从30岁起就稳步上升，每5岁增加1～5毫米汞柱，增加幅度小于平均收缩压。平均收缩压在40岁以后升高较快，所以40岁以上人群的高血压患病率比15～39岁的人群高出3～4倍，同时单纯收缩期高血压也明显增多；平均舒张压虽然60岁前缓慢升高，但从60～65岁后反而下降，这可能是老年人高血压多伴有动脉粥样硬化的缘故。但从总的长期随访发现，并不是所有人的血压都随年龄而上升；在某些家族或地区(吃盐少的地区)，亦不显出这种趋势。一项调查显示，在我国人群中，20岁以下人群的高血压患病率为3.11%，20～29岁为3.91%，30～39岁为4.95%，40～49岁为8.60%，50～59岁为11.38%，60～69岁为17.23%；而北京市对65～74岁的老年人调查发现，高血压的发病率竟达40%以上。JNC7中提出，55岁时血压正常的人，未来患高血压的危险性为90%，可见高血压与年龄的关系非常密切。

5 肥胖者易患高血压吗

陈利伟单位体检报告发后，有很多同事都查出有高血压、高血脂，医生在体检报告中建议他们平时要低脂饮食、多吃蔬菜和水果，还要多运动，并一定要减肥，说肥胖人最易患高血压，这是为什么？

答案是肯定的。超重和肥胖是原发性高血压的独立危险因素。2003年美国JNC7已将肥胖列为高血压的心血管危险因素中。有研究表明，在影响高血压的诸因素中，体重是最为稳定的因素。即使是血压正常的个体，血压值与其相对体重亦呈正相关。体重每增加10千克，收缩压增加2～3毫米汞柱，舒张压增加1～3毫米汞柱。肥胖者高血压患病率是非肥胖者的2～6倍，肥胖者经11～13年约60%发展成高血压。而且超重对血压的影响及高血压的形成在儿童及青少年时期即已开始。其机制目前不清，近年来认为胰岛素抵抗是一中心环节。通过限制热量摄入和运动锻炼减低体重可使血压下降。超重和肥胖同时也是冠心病和脑卒中发病的独立危险因素。保持正常体重是防治高血压、冠心病和脑卒中的重要措施之一。对于高血压病人必须关注其是否超重，并对其进行减轻体重和控制体重的生活方式指导。

6 评价肥胖程度的标准有哪些

衡量某个人是否超重或肥胖曾有过各种指标，但近年来公认的较好的指标是体重指数或称体质指数，即：体重指数（BMI）＝体重（千克）/[身高（米）]^2。体重指数越大，超重肥胖程度越高。那么体重指数大于多少就算超重呢？中国人群平均体重指数中年男性21～24.5，中年女性21～25。一般认为体重指数≥25是超重，体重指数≥27是肥胖。刘女士，身高1.6米，体重80千克，体重指数（BMI）＝80÷（1.6×1.6）＝31.25，显然刘女士体重指数超出正常范围（21～25）。

2011年中国高血压防治指南界定腹型肥胖标准，男性腰围≥90厘米，女性腰围≥85厘米。

7 神经精神因素对血压有影响吗

心理因素包括各种不良的心理应激，如经常性情绪紧张和各种负荷的精神状态（焦虑、恐惧、愤怒、抑郁），以及某些性格特征等。

随着现代生活的节奏加快，精神、心理压力的增强，高血压的发病率也增加。调查发现，从事比较紧张的脑力劳动职业的人群高血压患病率较高，如会计、司机、售票员等（我们观察发现政府官员、商人的高血压发病率也较高），其发病率高达8.32%～11.18%；体力劳动者中以农民的发病率最低为3.05%；城市脑力劳动者从25岁后高血压患病率已高于各年龄组的城市体力劳动者。

8 社会与心理因素为何能引起血压的升高

社会、心理因素为什么会引起血压升高呢？当一个人遭受巨大的精神刺激时，会使人惊恐、焦虑、不安、心率加快、血压升高。这些都是人体的生理反应，使血液在体内重新分配以保证心脏、大脑、肾脏及骨骼肌等器官的血液供应，以应付紧急状态。当刺激解除后人体各处血流又恢复正常分配，血压又会恢复正常。这些活动都受中枢神经及内分泌系统的调节，但如果经常反复的精神刺激会使抑制过程耗损而兴奋过程增强，使大脑皮层形成病理性的兴奋灶，导致抑制与兴奋功能紊乱，使小动脉血管张力持续增高，从而也导致血压持续的升高。

为证明精神因素可使血压升高，科学家做了一个动物试验：在一个特制的笼子里放进一只猴子，这时猴子的血压是正常的。为了给猴子造成一个条件反射，在笼子里设计一个金属压杆，当猴子一碰这压杆，就有好吃的东西掉下来。过一段时间，条件反射形成，想吃东西时猴子就碰一下压杆。这时给压杆通一定的电流，当猴子再碰压杆时就会被电击一下。又想吃东西，又怕遭电击，内心渴望与恐惧矛盾重重，过了一段时间猴子的血压明显升高了。

总之，社会、心理因素与高血压发病有密切的关系，由于内外环境的不良刺激，如长期反复的精神过度紧张和情绪激动或较大的生活、工作压力，引起大脑皮质的兴奋与抑制过程失调，皮质下血管舒缩中枢形成了以血管收缩性神经冲动占优势的兴奋灶，使全身细小动脉痉挛而外周血管阻力增加，血压就会上升。

9　性格因素对血压有什么影响

A 型性格，实际上就是我们常说的急性子，而不是指 A 型血的人，A 型性格的人可以是 A、B、O、AB 等任何血型。专家们把 A 型性格的心理反应归纳了几十种表现，总起来说，这种性格的人主要表现为雄心勃勃，好胜心强，急躁而缺乏耐心，凡事都急匆匆，终日忙忙碌碌，难得安静下来休息一会儿，听别人讲话时没有耐心，总感到别人工作慢条斯理，做得不如自己做得好，易激动，沉不住气，遇事不够冷静，易发怒，对人宽容性差而事后又觉得后悔，行动敏捷，思维活跃，讲话时总爱用手势加强语气，言语快而声音洪亮，有一定的感染力和号召力。统计学研究发现，A 型性格的人即使一天不进食一点胆固醇且每天运动几小时，但不控制 A 型性格的一些情绪反应，他们患高血压、冠心病的概率仍较其他人群高。

为什么 A 型性格的人容易患高血压和冠心病呢？对 A 型性格的人深入研究发现，持续的心理紧张和暴躁性格、激动发怒等，使体内的肾上腺素、去甲肾上腺素、多巴胺和胰岛素的分泌明显高于正常人。而这些物质都参与人体代谢且能使神经系统兴奋、血管收缩、心跳加快、血压升高。久而久之就患了高血压和冠心病。

10 吃盐多了会引起高血压吗

我们吃的食盐与高血压的关系非常密切。研究表明，摄入盐量过多的地区，高血压和中风的发生率也高；相反，在低盐摄入区（每天平均摄盐总量在 3 克以下的地区）患高血压者极少，而且也不出现随年龄增长而血压升高的现象；而当这里的人移民到高盐摄入区后，他们的高血压患病率便会相应升高。每天摄入盐量增加 1 克，平均收缩压就会增高 2 毫米汞柱，舒张压约增高 2 毫米汞柱。在动物试验中也发现盐可作为一个单一的因素导致高血压。

11 高盐饮食为什么会引起血压的升高？ 应该每天吃多少盐

赵大姐患有高血压多年，每次看病医生都再三告诉她，一定要少吃盐和咸菜，说盐吃多了易引起血压升高。这是为什么？那么每天吃多少盐才正好呢？

盐的组成是氯化钠，其中氯占 60.36%，钠占 39.34%。引起血压升高的主要是钠离子，摄入过多的钠后，可引起体内钠、水潴留，使循环血量增加而引起血压升高。钠还可以引起小动脉的张力增高及血管平滑肌的肿胀、管腔变细、血管阻力增加而引起血压升高。钾离子因为可以促进钠离子排泄而有降压作用,所以含钾离子多的食物有降压作用。人体钠的最低需要量为 2 克,一般情况为 3～4 克,而我国人均摄盐量较大,约每天 15 克。临床上发现只需中度限盐即能明显降低血压。所以应普及该项知识的教育,纠正饮食中的不良习惯。饮食应清淡一些,尽量将每天的摄盐量控制在 6 克左右。

12 所有的人盐吃多了都会引起血压升高吗

孙先生患有高血压,听医生的建议限盐饮食,血压控制良好。但孙先生有点想不通的是他的战友郭先生口味很重,每天早餐都吃咸菜,中午、晚餐均口味很重,可是他却血压正常,这是为什么呢?

人群中有对盐敏感者,也有对盐不敏感者,前者占高血压患者的 30%～50%,其余 50%～70%为非盐敏感者。也就是说盐敏感者长期吃盐多了会使血压显著升高,而限制盐摄入可使升高的血压下降。非盐敏感者长期盐摄入量较大而血压不会显著升高。

13 钾与血压有什么关系呢

大家已经熟知盐(氯化钠)吃多了容易引起血压升高,对身体其他脏器也会产生一定的损害,大量研究数据也证实了高盐饮食的人群高血压患病率高。目前政府相关部门也给予了高度重视,减少膳食中盐的摄入量也被大众所接受。

钾和钠均是人体重要的阳离子,承担维持人体正常生理功能的作用,与钠相比钾与血压的关系常被忽视,远非人们对钠的重视程度高。让我们分析一下以下的数据。与世隔绝的人群靠获取自然界天然食物为生,每天钾的摄入量＞5.8 克,钠的摄入量 1.2～2.4 克,钾:

钠>3,常近10,高血压患病率<1%。现代工业化国家人们进食较多经过加工过的食物,每天钾的摄入量仅1.17～2.73克,钠摄入量高达每天5.8～23.2克,钾∶钠<0.4,约1/3成年人患有高血压。自然界食物与加工过的食物钾和钠发生了什么变化呢?比如一个131克的橙子,钾含量为6.0毫摩尔,钠含量为0,一杯煮豌豆,钾含量达9.8毫摩尔,含钠仅0.3毫摩尔。而经过加工的食物如两片火腿(57克)钾含量仅4.0毫摩尔,钠达32.0毫摩尔,一杯灌装鸡汁面条汤含钾1.4毫摩尔,钠48.0毫摩尔。得到过最仔细研究且被公认的美国DASH健康膳食模式,研究结果也证实低钾饮食可引起血压升高。每天摄入低钾饮食(1.2g钾/天),收缩压可升高6～7毫米汞柱,舒张压可升高4～6毫米汞柱。大量的有关补钾的研究结果显示,每日补充钾60毫摩尔(2.34克),收缩压下降4.4毫米汞柱,舒张压下降2.5毫米汞柱。由此可见钾与血压的关系和钠与血压的关系正好相反。人类的肾脏维持着保钠排钾的平衡,这种机制非常适合于史前人类乏钠而富钾的饮食,使人类与自然界可以和谐的相处。然而人类的肾脏不能适应现代膳食富钠而乏钾的构成,最终必将使体内钠过多而钾缺乏,从而导致血压升高。长期进食加工的食物较多而不注意钾的补充是引起血压升高的重要因素,尤其是上班族或公务繁忙族,每周在餐馆就餐的次数较多而在家就餐很少,机体缺钾现象普遍,因人体有很强的自我调节的功能,这些人群化验血钾常在正常值范围,但研究证实其骨骼肌内钾含量降低。

14 饮酒对血压有什么影响

1915年,Lian首先在法国服务人员中调查饮酒对血压的影响,发现饮用葡萄酒每日超过2.5升时,高血压的患病率明显增加。有研究报告表明,饮酒量与血压之间存在着剂量—反应关系,随着饮酒量的增加,收缩压和舒张压也逐渐升高,统计学差异有明显意义。多数研究发现重度饮酒者(指每天5杯酒,约65毫升酒精)或长期饮酒者的高血压患病率及平均血压值均升高,尤其是收缩压。一项前瞻性研究表明,饮酒者(饮白酒量≥500毫升/月)比不饮酒者高血压的发病危险性增高40%，每天平均饮酒60～70毫升者，高血压患病率比不饮酒者高100%。所以一般正常人饮酒不宜超过每天20～30毫升。

2003年最新的美国预防、检测、评估与治疗高血压全国联合委员会第七次报告(JNC7)对每天饮酒量的限制：多数男性，每日饮酒不超过2次，女性或低体重者每天不超过1次。

2010年中国高血压防治指南对酒的限量：男性每日不超过25克，女性每日不超过15克。

15 酒精为什么会引起高血压

酒精引起高血压可能的机制有：①增加血中儿茶酚胺和皮质激素的水平。②影响肾素—血管紧张素以及血管加压素和醛固酮的作用。③酒精直接对外周血管紧张度的影响，或许增加钙向细胞内的流动。④胰岛素敏感性降低。⑤镁的排出增加，可促进血管痉挛。⑥机体压力反射作用降低。

16 吸烟与高血压有什么关系

香烟中的化学成分较复杂，含有多种有害物质。而香烟燃烧产生的烟雾中对人体有害的物质就更多，达30余种，其中以烟焦油、尼古丁、一氧化碳、苯并芘、丙烯醛、多环芳烃化合物、亚硝胺等危害较大。研究证明，对血压影响最大的是尼古丁。每支香烟约含20毫克尼古丁，一般吸入体内的量为2～3毫克。尼古丁可以引起小动脉痉挛，血管壁脂肪沉积，还可影响降压药物的正常代谢，干扰治疗效果。每次抽烟后即可引起短暂的血压升高，收缩压与舒张压均升高，心率、心搏量均有所增加而四肢皮肤体温与血流明显下降。有些研究发现，连续吸2支香烟后，机体内的肾上腺素和去甲肾上腺素增加，血中的游离脂肪酸和葡萄糖升高，尿液中肾上腺素及其代谢产物增加。大量吸烟可使血中一氧化碳血红蛋白上升40～50克/升，影响氧气的运输。统计资料显示，心血管疾病的患病率，吸烟者是不吸烟者的2.6倍。其中高血压心脏病是不吸烟的1.5倍。所以吸烟与高血压有密切关系。

17 噪声、种族、生活环境与血压有什么关系

（1）噪声：初步研究证明噪声能引起血压慢性升高。因噪声引起听力障碍者的血压比正常听力者的血压高。

（2）种族：黑人高血压病发病早，病情和并发症都比白人重。

（3）生活环境：城市高血压患病率高于农村3～4倍，血压明显上升的年龄在农村要推迟10～15年。原因可能为城市噪声、污染、生活节奏快等因素引起。北方高血压患病率高于南方。

18 季节与高血压有什么关系

临床上病人经常会问：同样服药的情况下，我的血压冬季就会升高，而夏季正常。季节能影响血压吗？我应该注意什么？

可以肯定血压的升高是遗传与外界环境因素相互作用而导致的。外界环境会导致人体发生一系列的神经体液方面的适应性调节。季节是外界环境因素之一，那么它就会影响血压的变动。

夏季血压会轻度降低。夏天由于外界环境温度升高，导致体表血管舒张、外周血管阻力下降和血流增加，同时也与夏季出汗、使血容量下降等因素有关。

有资料显示冬季血压要比夏季平均约高12/6毫米汞柱。由于冬季温度下降，皮肤血管收缩，体表血管弹性降低，外周阻力增加，使血压升高。有证据表明气温每下降1℃，收缩压升高1.3毫米汞柱，舒张压升高0.6毫米汞柱。

19 在不同的季节高血压患者应注意哪些事项

谢先生，46岁，最近经常出现头晕、烦躁、失眠，前往医院就诊，经过医生仔细检查，诊断为高血压。那么高血压患者在不同季节中应注意什么？

由于高血压患者的血压在夏季较低，若出汗过多易引起血容量不足，从而导致血流缓慢，重要脏器出现缺血、缺氧。所以要经常补充水分。室内外温差不要超过7℃，空调房内可以开启风扇。尽可能减少进出空调房间次数，以免温差的变化使脑部血管反复收缩和舒张而发生意外。坚持饮食治疗，夏季饮食仍应遵守平时的低盐、低脂、低热量的原则。可增加绿叶蔬菜、水果、豆类、鱼类及牛奶。此外，黑木耳、玉米、大豆、黑豆、大蒜、姜、洋葱、山楂等都有不同程度降低血黏度的作用，夏季做菜不妨多加采用。据情况适当减少含有利尿剂成分的复方降压药或单纯性利尿剂，以防加重低血容量。但高血压患者必须在医生指导下，适当减少降压药种类或剂量，使血压控制在140/90毫米汞柱以下。切不可自行减药或停药。但血压控制不满意者或已发生高血压心力衰竭的病人，仍应间断应用利尿剂。

有资料显示：冬季血压会高些，应注意以下事项：①注意防寒保暖。②走出户外，坚持体育锻炼，提高耐寒能力。③坚持服药，保持血压稳定。有些病人在冬季还需增加降压药的剂量或品种。因此，高血压病人需调整或继续服用原维持量应在医生的指导下，这样才能使血压保持在理想的水平。④预防感冒。因此病常是心脑血管疾病的诱因。

春季气候也常有变化，如春暖过早、倒春寒、忽寒乍暖等。所以，在春暖花开的季节里血压也会有所波动，及时添衣暖身（春捂），顺应骤变，有备无患。

20 糖尿病患者易得高血压吗

目前糖尿病与高血压是常见的疾病，随着年龄增长，两者发病率均上升。当今社会逐渐走向老龄化，预测发病率仍呈上升趋势。由于两个疾病关系密切，糖尿病患者中高血压患病率明显高于非糖尿病患者。据国外报道，糖尿病患者中高血压患病率可高达40%～80%，在我国糖尿病患者高血压患病率达28%～40%。高血压对糖尿病病情的进展至关重要。糖尿病并发高血压的发病机制尚不十分清楚，研究表明，高胰岛素血症、胰岛素抵抗、肥胖、脂代谢异常及某些环境因素成为联系两者并存的重要因素。如果高血压合并糖尿病对身体重要器官（心、脑、眼、肾、大动脉、微血管等）的危害会更大，而且血压应该降得更低一些，应控制在130/80毫米汞柱以下，器官的损害才会更少一些。

21 平时常用的哪些药物可引起高血压

药物会引起血压升高吗？在这里讲一个离休干部的有趣故事，李先生今年78岁，以前曾患高血压10多年，长期服用降压药物血压控制良好，半年前出现血压逐渐升高的情况，在住院前1个月患者全身无力，行走困难，食欲下降，以前喜欢吃的饭菜也不能刺激他的食欲，测量血压190/100毫米汞柱，自己服用了3种降压药物也不能将血压降到正常，在这种情况下住进了高血压病房。入院后经过详细的检查未找到引起血压异常升高不容易控制的原因，正当医生进一步查找原因时，在李先生住院的第三天，医生查房时发现李先生的桌上放有一瓶甘草药片，即刻引起医生的关注，进一步询问得知，因为李先生患有冠心病，1年前医生建议他改服培哚普利每天1片，应用后血压控制很好，但李先生总感到咽喉部发痒，有时轻度咳嗽，于是自行到药店买了甘草片，每天服用咳嗽很快好转，但停止服用甘草片咳嗽又会出现。就这样李先生坚持每天服用甘草片3次，每次3～4片连续1年。医生听到这里已经明白了引起血压异常升高不易控制的原因。培哚普利是一种很好的属于ACEI(血管紧张素转换酶抑制剂)的降压药物，个别人服用后会出现咳嗽(当选用此药时医生有责任告诉患者可能出现的副作用)，当不能忍受时应该联系医生重新选用其他的药物，但李先生不明白为什么会咳嗽，又错误的长期服用了甘草片来治疗咳嗽。研究证实长期应用甘草片会引起血压升高，因为甘草主要含甘草甜素，可水解成甘草次酸。甘草次酸的化学结构和作用都类似于肾上腺皮质激素，长期应用可引起水钠潴留血压升高，会引起机体排钾增多血钾降低。李先生住院时血液化验结果血钾也降低，所以才会出现全身无力，行走困难。停止服用甘草片后李先生的血压逐渐地往下降，血液的钾也逐渐升高，最后只服用了一种降压药物血压即控制得很好，出院时他感慨地说：有不舒服时首先要找医生，不能随便乱用药啊，用不好还会加重病情。

除了甘草片会引起血压升高外，以下的药物也有升高血压的作用。

(1)激素类药物：强的松、地塞米松、甲基睾丸素或丙基睾丸素等。这些药物可引起水钠潴留，导致循环血量增加，而发生高血压。甲状腺激素类药物则能兴奋神经系统，引起血压升高。

(2)止痛药物：如消炎痛、炎痛喜康、保泰松等，除了引起水钠潴留外，还可抑制前列腺素合成，使血管趋向收缩而致高血压。

(3)避孕药：通过增进肾素—血管紧张素系统的活性，可使血管收缩，并刺激肾上腺皮质激素释放而造成高血压。

(4)其他能引起高血压的药物：肾上腺素、去甲肾上腺素、利他林、多虑平等。

(5)降压药：某些降压药也可引起高血压，如常用的甲基多巴、胍乙啶等，当静脉注射时就有引起高血压的可能。特别值得注意的是，在服用降压药物优降宁时，如果进食含有酪胺的食物，如干酪、动物肝脏、巧克力、牛奶、红葡萄等，血压不但不降，反而会大大升高，甚至发生高血压危象、脑出血；而突然停用某些降压药物，如心得安、氯压定、甲基多巴等，也可引起同样严重后果，因此应引起患者高度注意，避免发生此类情况，千万注意一定要在专业医生指导下服药，严格遵医嘱。

22 打鼾会引起高血压吗

“打鼾”与高血压、心血管疾病的关系逐渐引起研究者的重视。在高血压患者中还有一种特殊的高血压叫睡眠性高血压。这种高血压常在睡眠时或睡醒后血压升高。其发病原因可能与睡眠时呼吸浅慢、暂停、心率快慢波动、血氧饱和度下降、二氧化碳浓度升高而致的交感活性增高有关。多见于阻塞性睡眠呼吸暂停综合征的患者和鼾症伴有睡眠呼吸暂停的人。由于睡眠时上呼吸道分泌物增多或阻塞，引起血氧饱和度下降，二氧化碳浓度升高，从而导致交感活性增强。而交感活性亢进可造成周围阻力小动脉发生代偿性改变，引起管壁肥厚，管腔狭窄，对缩血管活性物质的反应性增高，使之出现血压升高，并常因血气改变而发生各种心律失常及并发其他心血管疾病。对睡眠性高血压的治疗，主要是矫正气道阻塞所致的呼吸暂停。一般在气道梗阻解除后，大多数病人的血压会下降，甚至下降幅度较大。

所以，睡眠时应取右侧卧位，尽量避免或减少打呼噜、憋气，以免呼吸暂停而致血压升高。同时还应注意睡前勿吸烟，不喝酒，尽量不服安眠药(有较严重气道阻塞时)，保持鼻道通畅，不用嘴呼吸。一旦发生睡眠性高血压，要及时到医院诊治。手术切除增生的扁桃体、多余的咽壁脂肪组织或作悬雍垂咽腭成形术，扩大咽部呼吸道，可达到气流通畅的目的。目前多推荐应用无创的方法治疗睡眠呼吸暂停，如夜间睡眠时佩戴呼吸机、减重等。

高血压的临床表现

1 高血压病人会有哪些不正常现象

高血压病人多无症状或症状不明显，与血压升高的程度无平行关系。若出现症状常有以下表现：

（1）头晕：头晕为高血压最多见的症状。有些是一过性的，常在突然下蹲或起立时出现，有些是持续性的。头部有持续性的沉闷不适感，严重的妨碍思考、影响工作，对周围事物失去兴趣，当出现高血压危象或椎一基底动脉供血不足时，可出现与内耳眩晕症相类似症状。

（2）头痛：头痛亦是高血压常见症状，多为持续性钝痛或搏动性胀痛，甚至有炸裂样剧痛。常在早晨睡醒时发生、起床活动及饭后逐渐减轻。疼痛部位多在额部两旁的太阳穴和后脑勺。

（3）烦躁、心悸、失眠：高血压病患者性情多较急躁、遇事敏感，易激动。心悸、失眠较常见，失眠多为入睡困难或早醒、睡眠不实、噩梦纷纭、易惊醒。这与大脑皮层功能紊乱及神经功能失调有关。

（4）注意力不集中、记忆力减退：早期多不明显，但随着病情发展而逐渐加重。因颇令人苦恼，故常成为促使病人就诊的原因之一，表现为注意力容易分散，近期记忆减退，常很难记住近期的事情，而对过去的事如童年时代的事情却记忆犹新。

（5）肢体麻木：常见手指、足趾麻木或皮肤如蚁行感或项背肌肉紧张、酸痛。部分病人常感手指不灵活。一般经过适当治疗后可以好转，但若肢体麻木较顽固，持续时间长，而且固定出现于某一肢体，并伴有肢体乏力时，应及时到医院就诊，预防中风发生。

(6)皮肤黏膜出血：较少见。由于高血压可致动脉硬化，使血管弹性减退，脆性增加，故容易破裂出血。其中以鼻出血多见，其次是结膜出血、眼底出血、脑出血等，据统计，在大量鼻出血的病人中，大约80%患高血压。

2 为什么有些高血压患者无任何不适的感觉

吕喆在单位组织的体检中被查出患有高血压，可是他自己一直不太相信，反复问医生是不是查错了，要求医生重新查。因为他自己没有任何不适的感觉，为什么就被查出高血压呢？

像吕喆这种病人在临床中有许多，大多数人都是在体检中发现的，因为他们没有任何不适。有些病人的血压虽然达到170/90毫米汞柱自己也毫无感觉，但有的人血压只140/90毫米汞柱可能就会出现头痛或头晕甚至会发生脑出血。血压的升高是一个漫长的过程，随着血管的弹性减退、硬化和功能障碍，以及高血压危险因素的作用，血压于几年或十几年内逐渐升高，机体在一定范围内会发挥适应性的调节作用，全身的脏器为适应高血压状态会由原来的较低灌注水平逐渐调整至较高灌注水平，以使脏器不出现缺血和缺氧的结果。在此种状态下患者可能不会感觉有不适。但当血压高到超过机体的调节水平时会出现明显的脏器供血不足的症状，如头痛、头晕、肢体麻木等。由于个体之间的生理功能客观上存在有一定的差异，血压升高到突破自身调节的程度也不同，所以个体之间高血压的临床表现会有很大的差异。

3 得了高血压会影响寿命吗

原发性高血压不仅是一种病，又是心脑血管疾病的主要危险因素，2002年我国高血压控制率仅6.1%，所以高血压人群中绝大多数患者血压未能很好的控制。总体上讲，高血压人群平均寿命较正常人群缩短 15～30 年。年龄较轻血压即升高者，预后不良，寿命大为缩短。单纯血压轻度升高而不合并其他危险因素的高血压，其预后较好。同等程度的血压水平若具有一个或多个其他危险因素（比如吸烟、肥胖、血脂高、有早发的心脑血管疾病家族史等）者危险级别会更高。有资料显示，高血压病人 77.5％死于脑卒中，21.1％死于心功能不全或心肌梗死，1.5％死于肾功能不全。其病程越长，心、脑和肾脏等靶器官损害程度越严重，预后也越差。当然若积极治疗始终将血压控制在正常安全水平，危险性将极大降低，其寿命也会与正常人一样，生活质量也会大大改善。

4 为什么称高血压是“沉默的杀手”

因为高血压初期症状很少，46.5％无任何早期症状，仅在体检或因其他疾病就医时才偶然发现高血压，因为无痛苦的感觉，所以这也是许多高血压患者不重视的原因之一。据统计，在高血压人群中约 80％不知道自己患有高血压，70％未治疗过，90％以上虽然治疗但未得到满意的控制。在临床中常见到高血压患者出现并发症（如脑出血、脑血栓等）时才就医，此时才发现自己患有高血压。而心脑血管病一旦出现轻者致残，重者丧命。若在此时开始控制血压只能起到预防再次并发症出现的作用，对于并发症的治疗无任何帮助。由高血压引起的心脑血管意外死亡率居我国疾病的死亡率首位，所以它被称为“沉默的杀手”。

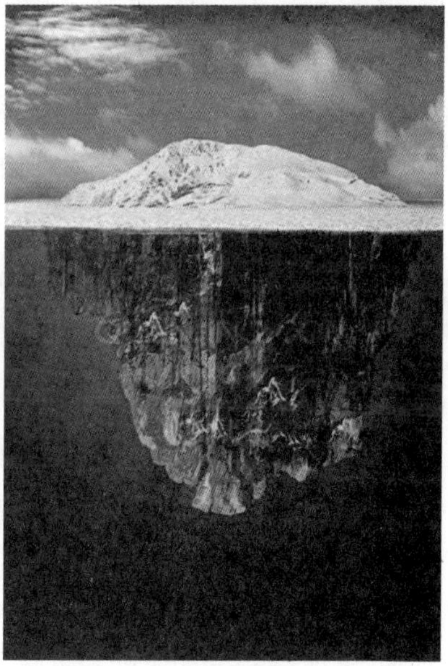

高血压被称为“沉默的杀手”，像冰山一样伏在水面下

5 血压为什么会波动？ 波动的血压正常吗

常有病人这样问医生："我的血压为什么总不稳定？我的血压为什么总是波动？"今天我们就来谈谈血压的波动究竟是怎么回事。波动的血压是正常的吗？

在谈血压波动性之前让我们首先认识一下血压是如何形成的。血管内流动的血液对于血管壁会产生压力，这种侧压力就称为血压，我们平常所说的血压是指动脉血压。构成人体的血压有赖于心脏的跳动和血管的张力。下面一种简单的物理现象我们很容易理解，血管内流动的血液就好比在一个有弹性的管道内流动的液体一样，在管道的上游有一个动力泵周而复始地使液体在管道内循环往复地流动，当泵的动力变化时、管道的弹性和张力不同时以及管道内流动的液体量改变时，液体对管壁产生的压力就会改变。人体的血管类似于管道，但又与管道不完全相同，除具有弹性和张力外，还受机体神经内分泌调节，血管内皮细胞具有内分泌功能，参与血管的收缩和舒张。人体的心脏好比管道上游的泵，但又不像简单的泵的结构那么简单，正常的心脏以每分钟 60～100 次的节奏有规律地收缩和舒张，将由静脉系统回流入心脏的血液有节奏地泵入动脉系统。心脏不停地收缩和舒张，流动在血管内的血液对管壁就会有"波动性"的压力产生，这就是波动的血压。当心脏的收缩、舒张功能、节奏改变，血管的张力发生变化等时，血压的波动性就会增加，比如当人兴奋、紧张、劳累、恐惧、愤怒、焦虑等时，交感神经的兴奋性就会增加，心脏的泵血功能加强、节律加快，动脉的张力也会增大，最终使血压升高。相反当人体处于安静状态时交感神经兴奋性较低，血压相对处于较低水平。人体是一个构造精密的生物体，在人体的大血管壁分布有压力调节感受器，当血压波动时，这种压力感受器会自动将压力变化的信息传送到大脑，大脑会巧妙地发出指挥通过调节心脏、血管、神经内分泌功能来使波动的血压趋于稳定。我们每日的生活内容不可能每时每刻完全相同，血压波动除与心脏不停地跳动有关外，还与每日不同的生活事件有关，正常人血压波动的范围 20～30 毫米汞柱，有时会达到 40 毫米汞柱，但很少在 140/90 毫米汞柱以上波动。高血压患者血管大多有轻重不同的硬化情况，血管的弹性功能下降，心脏的功能尤其是舒张功能也常有下降，缓冲血压波动的潜能降低，当遇到引起血压升高的刺激因素时，血压就会上升得更多，尤其老年人及动脉硬化严重的患者合并压力感受器功能下降时，血压波动较大，如在 24 小时内有时血压 90/55 毫米汞柱，有时会升高到 170/90 毫米汞柱，甚至更高的水平。这种情况也是高血压患者常担心的问题。若遇到这种情况不必恐惧，无论有无不适的感觉，首先应该请教高血压专科医生。目前判断血压波动性最准确的工具是动态血压检测仪(完全不同于家中自行用血压计多次测量的血压)。该仪器会根据设定的参数有规律地自动测量患者的血压，受被测者、测量者和环境因素的影响最小，能客观地反映被测者 24 小时的血压状况，包括血压高峰值、低谷值以及发生的时间，血压的波动性与生活事件的相关性和睡眠中血压的状况等，使医生能准确地掌握被测者 24 小时的血压波动状况，另外动态血压还能准确地发现“假性血压波动大”和白大衣高血压现象。

谈到这里我们明白了血压波动的原因，正常人的血压于正常范围波动，高血压患者血压未降到正常时血压于较高水平波动，生命不止，血压的波动就不会停止，完全静止的血压是不存在的。

有些情况医生或患者应重视，当动态血压检测结果确实属于血压波动显著时，或者患者有体位性血压改变时，首先要寻找血压波动大的原因，遇到这种情况应转至高血压专科诊治，用降压药时也应小心谨慎。

6 初次发现血压高时怎么办

目前大多数家庭备有血压计，有时偶然的测量血压会发现高于正常或显著高于正常。初次发现血压升高时首先不要惊慌，一定到医院就诊,医生会详细询问病史、体格检查和实验室检查。最好将以往做过的体检资料和以往就诊其他疾病的病历带至医院。尽可能给医生提供较多的资料,好让医生全面地了解病史,对做出下一步诊治计划有很大帮助。若以往无任何检查资料,医生会建议做必要的检查。

高血压的相关检查

1 发现血压升高后应做哪些检查

有些患者发现血压升高时会盲目地自购药物或到医院让医生开出降压药物服用，这样是一种对自己很不负责的做法，正规的就诊程序应该是：初次确诊为高血压的患者（经医生按高血压诊断标准而确诊），应做全面和必要的检查，其目的一方面为寻找高血压的原因（原发或继发），另一方面通过检查可全面评估患者的靶器官功能状况，指导医生合理制订治疗方案。检查分下面两方面，体格检查和实验室检查。

（1）全身的体格检查：患者做全身的体格检查非常重要，除按正确方法仔细测量血压（首次测量血压时应测双侧血压，有条件时应同时测双下肢的血压）外，还应包括以下内容：测量身高和体重；测量腰围和腹围；注意心脏大小、心音、心率、心律及有无杂音；注意肺部有无啰音；注意有无颈部血管和下肢大血管异常和杂音，或甲状腺有无肿大；注意腹部有无血管杂音、肿块；注意眼底和神经系统有无异常改变。

（2）实验室检查常规：全血细胞计数，血红蛋白测定，尿常规，血钠、钾、钙，血浆尿素氮、肌酐、尿酸、空腹血糖，血脂分析，血浆同型半胱氨酸，心电图，心脏超声、颈部血管超声、脉搏波传导速度、动态血压。

另外，根据病史、体检及常规实验室检查结果，或血压显著升高怀疑有继发性高血压或有靶器官损害时应进一步选择下列检查：血浆肾素活性，血浆醛固酮，血浆游离三甲氧基肾上腺素，血浆游离三甲氧基去甲肾上腺素，血浆皮质醇，血、尿儿茶酚胺，尿17－羟皮质类固醇，17－酮测定，胸片，肾上腺摄片，肾动脉造影等。当医生全面了解病情和看到患者的检查结果时，才能选出适合患者个体情况的降压药物。

2 高血压病人为什么要做眼底的检查

高血压患者的血管病变要早于血压升高约10年，也就是说血管发生硬化或功能减退出现在血压升高之前。眼底血管通过眼底镜可清楚地观察，全身其他部位的血管则不能被肉眼所观察到。通过检查眼底血管（主要是动脉）可了解全身尤其是脑部血管系统的情况，间接反映脑部动脉和全身中小动脉病变程度。另外眼底血管病变的程度也是高血压患者心血管危险分层的一个必不可少的条件。因此高血压患者一般要做眼底的检查。

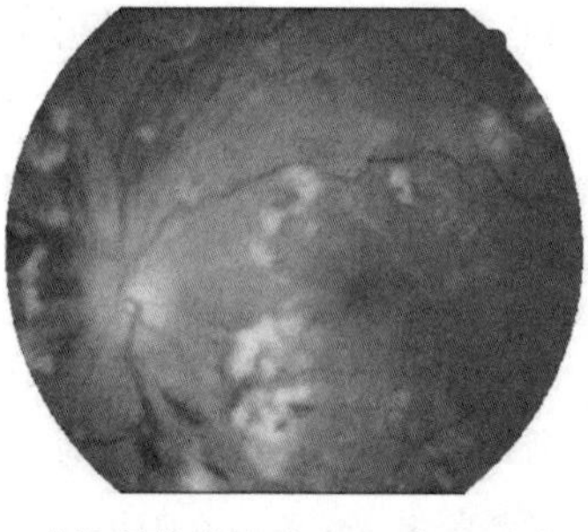

动脉硬化眼底出血和渗出图片

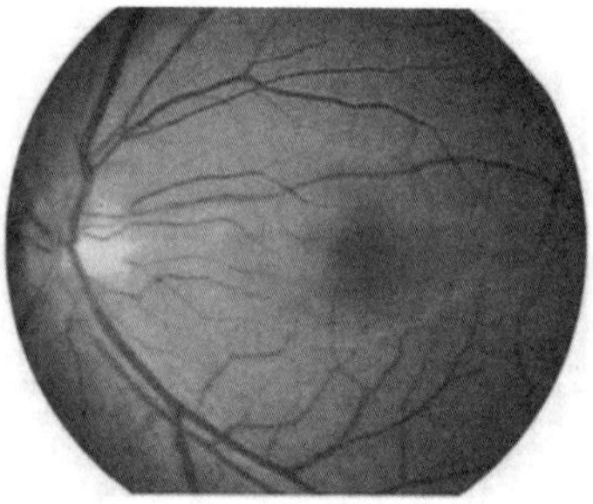

正常眼底图片

3 高血压病人为什么要化验血液、尿液

高血压患者在门诊或住院后一般要化验血液和尿液，项目包括血糖、血脂、电解质、血肌酐、血尿酸、肝功能，尿液检查主要查尿常规，因为通过这些检查初步了解患者是否存在血糖和血脂异常，是否存在电解质紊乱和肝肾功能状况，以及是否有高尿酸血症，这些指标

的正常与否直接影响降压药物的选择。另外,通过这些检查结合患者的血压升高程度可判定患者的心血管危险程度。

4 高血压病人为什么要检查心脏

在高血压的病程中,长期的血压升高会引起心脏发生病变,如心肌肥厚、心力衰竭、心律失常、冠心病等,发生这些病变时有些患者可无症状或症状轻微,也就是说病人自己可没有明显的感觉,通过辅助检查才能发现。医生只有了解了心脏的功能,才能更合理地选择降压药物和其他辅助药物,也可准确地判定病人的心血管危险程度。

5 高血压病人为什么要检查颈部的血管

大量的临床资料已证实,颈动脉内膜中层的厚度与心脑血管病的发病率呈正相关。另外颈动脉内膜的厚度以及颈动脉粥样斑块的形成也是高血压患者心血管危险分层的一个必不可少的条件。了解颈部动脉的状况可判断高血压患者的病情危险程度,若有粥样斑块形成则需早期进行治疗,以阻止其生长。若任其生长到一定程度则可阻塞颈部的血流,造成狭窄,直接影响脑部的血液供应,严重的狭窄则必须经手术治疗。

6 什么是高尿酸血症

尿酸是人体正常的代谢产物,由嘌呤代谢而生成。当血浆浓度超过正常时无论有无痛风出现都可称为高尿酸血症。尿酸正常值:男性 268～488 微摩尔/升;女性 178～387 微摩尔/升。

7 高尿酸血症患者有什么感觉

血尿酸增高(高尿酸血症)本身不会有明显的症状,许多人虽然在体检中发现血尿酸增高,但由于没有不适感觉,因此不加以注意,但高尿酸血症会对人体造成很多危害。有资料显示:血尿酸增高与动脉硬化程度密切相关。高尿酸血症又是心血管疾病的重要危险因素。高尿酸血症在未治疗的高血压患者中约占1/4,在利尿剂治疗的患者中占40%～50%,在恶性高血压或肾功能不全者中约占75%。

8 为什么会出现血尿酸增高? 高尿酸血症有什么危害

尿酸是人体正常的代谢产物,由嘌呤代谢而生成。高尿酸血症是由于嘌呤代谢异常引起体内尿酸生成过多,或因肾脏排泄尿酸减少而引起。目前该疾病主要见于外出就餐较多的人群,与长期大量摄入高嘌呤食物有直接关系。尿酸升高后,尿酸及其盐类沉积于肾脏则发生尿酸性肾病(或称痛风性肾病),可导致肾功能衰竭,而肾功能衰竭反过来又可引起血尿酸升高,形成恶性循环;高尿酸血症还可引起痛风发作、尿路结石(尿酸性结石),如不及时治疗又可引起肾损害。因此要重视高尿酸血症的危害,及早采取适当的方式(包括药物治疗及饮食指导)进行有效的控制。

9 高尿酸血症患者如何控制饮食

过去主张采用无嘌呤或严格限制嘌呤的食物,但这样同时也限制了蛋白质的摄取,长期食用会对患者的营养带来不利影响。因此目前主张仅禁用含嘌呤高的食物,并根据不同的病情的程度和性质,决定膳食中嘌呤的含量。

一般饮食分为高嘌呤、中嘌呤和低嘌呤三类。

每100克食物嘌呤含量小于50毫克的有:①五谷类有米、麦、高粱、玉米、马铃薯、甘薯、面条、通心粉。②蛋类有鸡蛋、鸭蛋、皮蛋。③奶类有牛奶、乳酪、冰激凌。④饮料有汽水、巧克力、可可、咖啡、麦乳精、果汁、茶、蜂蜜、果冻,以及各种水果、蔬菜和油脂等。

每100克食物中含50～150毫克嘌呤的为中嘌呤:①肉类有鸡肉、猪肉、牛肉、羊肉、鱼、虾、螃蟹。②豆类有黑豆、绿豆、红豆、花豆、豌豆、菜豆、豆干、豆腐以及笋干、金针、银耳、花生、腰果、芝麻等。

每100克食物中含150～500毫克嘌呤的食物为高嘌呤：豆苗、黄豆芽、芦笋、菜花、紫菜、香菇、乌鱼、鲨鱼、鳕鱼、海鳗、动物内脏、蚌蛤、干贝、带鱼、鳊鱼干、沙丁鱼、蛤蜊、牡蛎、鲢鱼、鸡汤、肉汤等。

每100克食物中大于500毫克嘌呤：小鱼干、乌鱼皮、酵母粉等。

10 什么是高同型半胱氨酸血症

同型半胱氨酸是人体正常甲硫氨酸的代谢产物，当甲硫氨酸代谢障碍时会导致高同型半胱氨酸血症，引起甲硫氨酸代谢障碍的原因有遗传和环境营养两种因素。目前引起高同型半胱氨酸血症的原因主要与后者有关。动物蛋白中甲硫氨酸含量较高，摄入过多易引起同型半胱氨酸水平升高，蔬菜和水果中叶酸和维生素B含量高，往往有助于降低同型半胱氨酸水平。因此凡摄入蔬菜和水果少、生活方式不健康的人群高同型半胱氨酸血症常见。

11 高同型半胱氨酸血症有哪些危害

近年来发现一些人即使没有高血压、高脂血症、糖尿病、吸烟等也会患冠心病，其中轻度、中度高同型半胱氨酸血症占一定比例，尤其较年轻发病者，因此高同型半胱氨酸血症作为一种新的独立的动脉粥样硬化和冠心病危险因素在近十年来受到人们关注。研究显示，10%的冠心病患者与同型半胱氨酸升高有关，轻度、中度同型半胱氨酸水平升高可使心血管疾病死亡危险性增加4～6倍，血浆总同型半胱氨酸水平每升高5微摩尔/升则冠心病危险性男性增加60%，女性增加80%，相对危险性男性为1.6，女性为1.8，相当于总胆固醇每升高0.518毫摩尔/升的危险性，因此成为冠心病的一个独立危险因素。随着人们对半胱氨酸的关注，2010年修订本《中国高血压防治指南》把血浆同型半胱氨酸作为一种新的危险因素。

高血压的并发症

1 高血压常见的并发症有哪些

当高血压患者的血压长期得不到有效控制时，会对血管造成较严重的损伤，血管硬化直接影响脏器的供血，最容易受到伤害的脏器往往是平时需氧量较大的脏器如心脏、大脑、肾脏、大血管和眼底。但不一定这几个脏器同时均受到损害，在我国以大脑受损最多见，表现脑出血和脑血栓。具体脏器受损的表现如下：

(1)心脏：可并发心力衰竭、冠状动脉粥样硬化性心脏病(冠心病)，表现为心绞痛、心肌梗死、猝死等。

(2)脑：主要是脑血管意外，在我国脑血管意外与急性心肌梗死发病率之比约6∶1。大脑、小脑、脑干出血是高血压的常见并发症。脑血栓形成主要是动脉硬化所致，但高血压可加速脑动脉硬化。一过性脑缺血发作不超过24小时，是局灶性、可逆性、突然性的脑缺血，常为脑血管病最早期的一种表现，及早治疗对预防脑血管意外有重要意义。高血压脑病常与动脉压极度升高有关。表现为不同程度的意识障碍，一过性精神错乱，昏迷，惊厥。常有严重头痛、恶心、呕吐。降低血压可立即好转。

(3)肾脏：主要有三方面的影响。过早发生并加速肾动脉粥样硬化；导致肾硬化，发展缓慢，罕见肾功能衰竭；恶性高血压会出现坏死型小动脉纤维素样改变，进展很快，并有进行性尿毒症和视网膜出血、渗出及视乳头水肿。

(4)血管：动脉夹层是高血压得不到控制而导致的严重和致命性

的后果，可突然出现剧烈不能忍受的撕裂样的胸痛，可向后背放射。有时与急性心肌梗死难以区别。随着医疗技术的进步，该病的误诊率逐渐减少，若在早期能够及时确诊，经过介入治疗或手术治疗可挽救患者的生命。

(5)眼底：患者可突然出现失明或视力下降，由于眼底动脉严重硬化而造成。

2 高血压性心脏病早期临床表现有哪些

高血压性心脏病早期临床表现多不典型，常在体检时发现左室扩大，或辅助检查发现左室肥厚和(或)扩大，而病人可无明显自觉症状或仅有轻度不适，如心悸、头痛等。随着高血压病程进展，心功能逐渐减退，病人可有心慌、气短症状，并常在体力活动后加重，有时可有平卧时发生干咳、憋气症状。若伴有心律失常，如心房纤颤、期前收缩等，病人可有心悸、胸闷等症状。当体格检查时可发现脉搏洪大，心尖搏动增强，主动脉瓣区第二心音亢进；在左心室扩大阶段，心尖搏动向左下移位，呈抬举样心尖搏动，心浊音界向左下扩大，心尖部第一心音增强，可闻及收缩期吹风样杂音。病情进一步发展，当左心室明显扩大，主动脉瓣发生粥样硬化时，主动脉瓣第二听诊区可闻到舒张期杂音及各种心律失常，如早搏、心房纤颤等。此时应根据检查结果，积极进行治疗，除应有效地控制血压外，还应限制钠盐摄入，每日以 5 克以下为宜，适当控制体力活动，预防上呼吸道感染。

3 高血压病人为什么易患冠心病

鲍大爷患高血压 16 年了，认识了不少病友，他发现这些病友中有很多人还同时患有冠心病。这是为什么呢？

高血压的流行病学调查已证实，高血压合并冠心病者较正常血压高 2～4 倍，我国冠心病患者中患高血压者达 79%以上，那么高血压和冠心病究竟有什么关系呢？

●高血压时，高级神经中枢活动障碍，神经内分泌紊乱，心血管系统对肾上腺素、儿茶酚胺等的敏感性增加，这一点既是高血压的发病因素，也是促进动脉粥样硬化的重要因素。

●高血压时，血流对动脉壁的侧压加大，血中脂质易侵犯动脉壁；血管由于受过高压力的影响，过度牵拉，血管壁弹力纤维断裂，造成内膜损伤，容易形成血栓。另外高血压患者的危险因素同时也是冠心病患者的危险因素，当一个人体内存在这些危险因素时必将使冠心病的发病增加。

4 高血压患者出现哪些表现时提示患者的肾脏已受到损害

肾脏是人体的排泄器官，与高血压关系密切。高血压合并肾脏损害是一个缓慢发生、发展的过程。在高血压早期相当一段时间内，并不会引起明显的肾脏病变，只是表现为对高钠或血容量扩张的适应能力减弱，如饮食过咸或饮水过多时易发生水肿，血压上升。此后逐渐出现肾小管浓缩稀释功能下降，表现为夜尿增多，肾小球内压力增加造成尿微量白蛋白排泄增加。5 年以后可出现轻度到中度肾内小动脉硬化，继而肾实质缺血、萎缩、纤维化、肾功能逐步减退，表现为血肌酐上升，同时伴血尿素氮及血尿酸上升。如果不及时有效地控制血压及肾脏损害，最终将发展成慢性肾功能不全及尿毒症。尿毒症是慢性肾功能不全的严重阶段，主要表现为代谢产物潴留，水、电解质、酸碱平衡失调和全身各系统症状。高血压患者一旦到了尿毒症阶段，不仅血压不能控制在一个理想水平，还要经受血液透析和腹膜透析之苦，重者必须经过肾移植才能拯救生命。

在高血压患者漫长的肾功能逐渐受损的病程中，有些患者可以没有任何不适的感觉，甚至当血液肌酐升高到正常值的数百倍时才首次到医院就诊，这在临床上经常见到。需要提醒的是：高血压患者一定要定期检查体内重要脏器如心脏、肾脏、大脑以及眼底等的功能，及时发现并明确这些脏器的功能状况。另外这里所说的肾功能与中医所说的“肾功能”是截然不同的两个概念，肾功能受损并不意味着患者的性功能有问题，这也是高血压患者常担心的问题。

5 什么是脑卒中

脑卒中俗称“中风”，医生也称其为“急性脑血管病”。它分为以下两类。

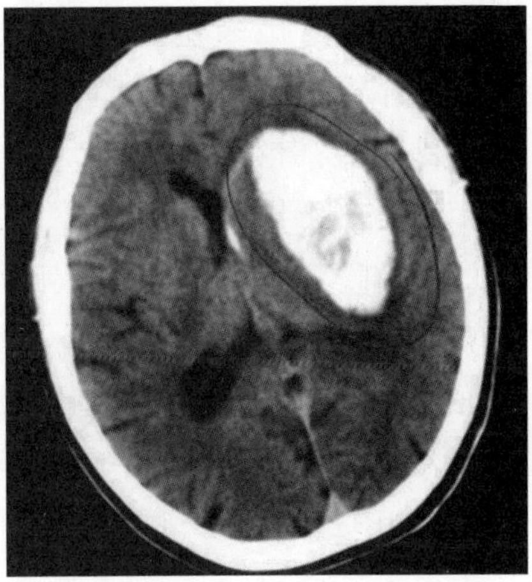

脑出血的 CT 图片

●缺血性脑血管病，是脑动脉血管由于某种原因发生阻塞，血流中断，该血管分布的脑组织失去血液供应而发生缺血、坏死等一系列反应，产生相应的临床症状和体征，如偏瘫、偏身感觉障碍、偏盲、失语等，严重者可有神志障碍、大小便失禁，甚至危及生命。平时所说的脑梗死、脑血栓形成等均属于这一类。

●出血性脑血管病，是脑动脉血管由于某种原因发生破裂，血液流入脑组织或脑内各腔隙中，造成脑组织缺血、坏死等一系列反应，其临床症状和体征与缺血性脑血管病相似，但一般危险性更大。脑出血属于这一类。

6 高血压患者为什么更易发生脑卒中

答案是不容置疑的。高血压是引起脑卒中的最重要危险因素。60%～70%脑卒中与高血压有关。在我国，随着高血压发病率的增加，脑卒中人数也逐年增高，据我国死亡病因调查统计，脑血管病已占死亡病因的第一位。1990 年对 28 个国家脑卒中死亡率进行统计，中国仅次于保加利亚和俄罗斯，居世界第三位。其中血压控制不佳或不恰当地使用降压药引起血压波动等，都容易引起脑卒中。

血压升高可引起全身细小动脉的痉挛，造成血管壁的损伤，血管壁弹性减退，血管硬化。研究发现，收缩压与舒张压的升高都与脑卒中的发病及死亡率直接有关，但收缩压与脑卒中的关系比舒张压更密切。由于血压升高时，脑血管反射性收缩，血压长期持续升高，造成脑循环调节紊乱，小动脉壁变性，或中动脉脂质沉积，粥样脂质斑块形成。一旦血栓形成，即可能发生缺血性脑卒中；当血压过高时则可能导致血管破裂，发生出血性脑卒中。另外，高血压患者常伴随高脂血症、高胆固醇血症、糖尿病等，就更加容易引起血栓形成或血管壁破裂，最终引起脑卒中。

即使在正常血压水平范围内，血压水平与脑卒中相对危险也呈线性正相关关系，相关程度与高血压并无显著性差异。事实上，大部分(约 3/4)脑卒中发生在偶测舒张压＜100 毫米汞柱的轻型高血压和正常血压者中，虽然这部分人群脑卒中的相对危险较小，但绝对人数很大。在已发生脑卒中的患者中，血压水平与再次脑卒中也呈连续的正相关关系。

7 高血压患者发生脑卒中前有哪些先兆

邢大妈去看望自己患脑卒中而住院的大哥，看到大哥言语不清，右半边也不会动，一边抹眼泪一边吵自己的侄子，怪他平时不多关心父亲，为啥这个病没能早点发现，不然他父亲也不能受这罪呀。那么这个病在发病前有哪些先兆呢?

在日常生活中约 70％以上的脑卒中患者在发生脑卒中之前，常有下列先兆症状：

(1)短暂性脑缺血发作：表现为短暂的意识丧失、言语障碍、眩晕或恶心呕吐、突然跌倒或单纯复视、失明、大小便失禁。这些症状发作时间长短不一，可几秒、几分钟、几小时，但不超过 24 小时。24 小时内发作症状可完全消失，不留后遗症。有短暂性脑缺血发作者如不接受治疗,可反复发作,几周内复发的比例最高,约 1/3 可发展为明显脑梗死。目前认为它大多不是一过性脑缺血发作,而是一次小血管腔隙性脑梗死。

(2)运动、感觉功能异常:如肢体活动不灵活、手持物不稳,口角不对称,伸舌时向一侧偏,走路不稳,行走方向偏斜,肢体麻木,尤以单侧多见,或伴有口面部麻木感。

(3)精神状态异常:性格反常,或沉默寡语、孤僻,或兴奋多语、急躁易怒;有的表现为嗜睡、表情淡漠。

(4)原有的症状加剧:平时存在的头痛、头胀、心悸、胸闷、烦躁、失眠等症状明显加剧。

8 为什么高血压患者发生急性心脑血管意外大多在上午

与高血压相关的急性心脑血管意外,如急性心肌梗死、不稳定性心绞痛、脑卒中、心源性猝死等的发生率与时间有密切关系,这些意外多数发生在上午,可能与下述因素有关:

●血小板聚集率在上午 6~9 点最高,血中组织型纤溶酶原激活物活性降低,在此时间内易发生聚集而导致血栓形成。

●早晨血压升高,在上午 8~9 点达第一高峰。

●上午血压的升高及同时伴有的心率增加也可使心肌耗氧量增加,引起心肌缺血。

●交感神经紧张,同时血中去甲肾上腺素、皮质类固醇浓度也升高。

●伴有 ST 段下降的短暂性心肌缺血发作和室性心律失常也以上午多见。

但并非所有的高血压患者出现意外均在上午发生,若血压得不到有效的控制,下午或晚上照样可以出现意外,只是整个高血压人群上午发生的概率较高。

9 血压高会影响视力吗

当人们的视力出现问题时，首先想到的是即刻到眼科就医，殊不知视力与血压也有密切的联系。这里给大家举一在临床遇到的病例：有一青年小李正在上班时视力突然下降，1米之内的物体竟然看不清楚。这可急坏了小李，急忙到医院眼科就诊，医生经检查眼底发现小李双侧眼底均有多处出血斑、渗出，当医生将检查结果告知小李时，他感到很纳闷："我的视力一向很好，既无近视也无远视，怎么会视力突然下降眼睛出血呢？"眼科医生嘱咐小李即刻到内科做全面的检查，经测量血压发现小李的血压竟高达200/130毫米汞柱，心脏和肾功能均有明显的损害。小李又向医生提出了一连串的问题："我14年前参加工作时体检身体血压是正常的，怎么血压会突然升高？我有高血压怎么没有头痛、头晕？高血压与视力下降有何关系呢？我的视力什么时候能够恢复呢？需要做手术吗？"医生就他询问的一系列问题一一作答。14年前测量的血压正常不能表示14年期间血压始终是正常的，当患上高血压时血压是逐步升高的，大约50%的高血压患者无任何不适的感觉，所以小李无感觉并不奇怪。

在高血压的早期眼底的血管可以完全正常，但随着高血压病程的进展会有64%～73.3%的患者出现眼底血管病变，根据高血压的病程及严重程度的不同眼底血管病变也不同。Keith-Wagener-Barker分类法将眼底血管病变分为4级，1级仅有轻度的高血压，小动脉有轻微的收缩或硬化，患者无视力影响。2级血压较前一级升高，眼底有动静脉交叉征，但无视力的改变，心肾功能正常。3级血压持续升高，眼底会有出血、棉絮状的白色渗出及心肾功能的损害，这时患者的视力出现明显的下降。4级除3级的病变外还有视乳头水肿，是最严重的眼底改变，这时患者的心、大脑及肾功能均可能有严重的损害，当然视力也会受到严重的影响。当高血压患者出现眼底出血后并不意味着永远丧失视力，眼底原来无其他疾病的患者，当血压控制正常水平后，眼底病变可自行好转甚至可恢复原状，无需手术，眼部也无需局部用药。一般出血、水肿及渗出可在几周内消退。若血压再次升高，眼底病变还可出现。如果治疗不及时，长期血压急剧增高和严重水肿时间长，即使水肿消退也可产生视神经萎缩，视力将不再恢复。听完医生的详细讲解，小李恍然大悟也后悔莫及，这么多年自己怎么从来就没测量一次血压呢？原来导致几乎失明的元凶竟然是高血压，早点治疗也不会酿成今天的结果。小李住院期间按照医生的医嘱，按时按量地服用降压药物，定期地测量血压，血压 2 周内逐渐下降至正常，6 周后视力逐渐恢复，投入正常的工作。

10　高血压若不治疗一定会患脑血管病吗

高血压是脑卒中的首要危险因素。与多数西方国家高血压的主要并发症是冠心病不同，在我国高血压的主要转归是脑卒中，发生脑卒中者约是心肌梗死的 5 倍。高血压发生脑卒中比正常血压者高 6 倍。根据世界卫生组织公布的 2004 年前 10 位死因顺序中中风和其他脑血管疾病占第二位。脑卒中的发生和预后与高血压的程度及其持续时间的长短有密切关系。如血压升高程度轻而持续时间短，尚不致引起严重的脑部病变，但当血压持续地中等程度升高则导致脑小动脉严重病变，最终发生脑出血或脑梗死。所以当确诊为高血压时应及早治疗，不要有侥幸心理，以免发生严重的脑出血或脑梗死。

老年高血压

1 什么是单纯收缩期高血压？单纯收缩压升高对人体的损害大吗

顾名思义，如果患者的舒张压不高，仅仅收缩压超过正常范围，被认为是“单纯收缩期高血压”。2010年修订本《中国高血压防治指南》规定单纯收缩期高血压的标准为收缩压140毫米汞柱以上，舒张压不超过90毫米汞柱。1991年全国高血压抽样普查30个省、市、自治区（不包括台湾省），共查95万多人，单纯收缩期高血压的患病率为1.25%，全国有单纯收缩期高血压病人1 500万，其中60岁以上的老年人就有1 300余万人，占86.6%。

以往认为单纯收缩压升高问题不大，尤其是老年人收缩压升高是自然现象，无多大危害。但近年大量的研究证实单纯收缩期高血压有严重的危害性。有学者曾对5 127人随访观察20年，发现冠心病、脑卒中、左心室肥厚、左心衰竭等病与收缩压的关系明显强于舒张压。有报道单纯收缩期高血压患者，尤其易发生缺血性脑卒中，其发生率高达83.3%，较其他类型高血压明显增高。看来对单纯收缩期高血压的防治是至关重要的。一项国际性研究指出，老年单纯收缩期高血压治疗后可使脑卒中减少36%，心血管意外减少32%。因此提醒老年朋友：若您为单纯收缩期高血压也一定要积极治疗，别等到躺在病床上才后悔，身体是自己的，好身体才能好生活。

2 什么是老年性高血压？为什么老年人易发生高血压

随着人类寿命的延长，我国已经进入老龄化社会。《中国高血压防治指南》中将 65 岁或以上者划为老年人范畴。老年人高血压的诊断标准与年轻人高血压相同。即收缩压达到或超过 140 毫米汞柱和舒张压达到或超过 90 毫米汞柱。但老年人单纯收缩压升高而舒张压不高的现象比较多，称为老年单纯收缩期高血压。老年人高血压患病率为 40.4%，其中半数为单纯收缩期高血压。95%的老年人高血压为原发性高血压。老年人易患高血压有下述几种因素：

●老年人喜食含钠高的食品，因为老年人味觉功能减退。

●老年人腹部脂肪堆积和向心性肥胖容易发生高血压。

●老年人存在胰岛素抵抗和继发性高胰岛素血症。

●老年人的交感神经活性高，血中肾上腺素水平较高。

●老年人血管弹性降低，血管内膜增厚，常伴有动脉粥样硬化，导致大动脉顺应性降低，此为老年人收缩期高血压的主要原因。

●老年人肾脏排钠能力降低。

●主动脉及颈动脉窦压力感受器敏感性下降，血压调节功能降低。

3 老年高血压有什么特点

老年高血压与非老年高血压相比临床表现有一些特点：

●收缩压升高明显，舒张期血压升高较慢，导致脉压差加大，如主动脉明显硬化，舒张压则无明显升高。

●血压容易随体位而变化。这是由于血管硬化，对血管张力和压力的调节能力减退所致。

●血压容易随季节和昼夜而变化。部分老年人的血压在夏季较低，而冬季较高或昼夜变化明显，收缩压的变动范围可达 40 毫米汞柱以上，舒张压的变动范围可达 20～40 毫米汞柱。

●容易发生合并症。老年人高血压的发病基础是动脉硬化，而收缩压的增加又会加重和加速动脉硬化。脑血管和心血管的硬化是最常见的伴随症。收缩压升高使脑血管和心血管意外的发生率明显升高。由于老年人肱动脉硬化，测压时袖带不能正常压迫，还容易出现假性高血压。

继发性高血压

1 什么是继发性高血压？ 常见的继发性高血压有哪些

有确切病因所致的高血压为继发性高血压或症状性高血压，包括：

(1)肾实质高血压：在医院就医的成人高血压中占2%～4%，由肾实质病变引起，如肾小球肾炎、肾盂肾炎、多囊肾、肾结核、肾结石等造成肾实质损害，引起缺血而导致高血压。

(2)肾血管性高血压：肾动脉狭窄引起肾缺血而使血压增高。肾动脉狭窄可由以下因素引起：大动脉炎、肾动脉肌纤维发育不良或肾动脉粥样硬化。前二者多见于中青年女性，后者常见于中年以上男性。其表现特征为：25岁以下，血压持续升高或呈恶性高血压者；或60岁以上突然发生的高血压或腹部出现血管杂音均提示有肾血管性高血压的可能。

(3)内分泌性高血压：①嗜铬细胞瘤，生长在肾上腺髓质或交感神经节，分泌大量去甲肾上腺素和肾上腺素，引起阵发性或持续性高血压，发作期血压骤然升高，发作间歇期血压可正常。②原发性醛固酮增多症，可见于肾上腺皮质增生或肿瘤，分泌醛固酮增多，除高血压外还可有多饮、多尿、肌无力或麻痹、血钾减少等表现。③皮质类固醇增多症，也可见于肾上腺皮质增生或肿瘤，分泌糖皮质激素过多，引起高血压并有向心性肥胖、满月脸、多毛、皮肤细薄有紫纹、血糖增高等表现。第①种类型的继发性高血压大多采用手术治疗。

(4)药物性高血压：最常见于口服避孕药，用避孕药5年中有5%

发生高血压。35岁以上肥胖妇女更易发生，多属轻度，停用避孕药后血压多能自动恢复正常。

(5)其他：如妊娠高血压综合征、大动脉疾病、颅脑疾病等也可引起血压升高。

(6)近来睡眠呼吸暂停综合征引起的血压升高也逐渐被研究者重视，也列为继发性高血压的范畴。

大多数继发性高血压随着原发病的治愈高血压症状随之缓解，血压恢复正常。

2 患者有哪些表现提示患有继发性高血压

继发性高血压中部分病例可被手术治愈，即使不能手术治愈，也能做到有的放矢的合理药物治疗。而且继发性高血压如不能及时发现及治疗，其致残率及致死率较原发性高血压更为明显。故对于高血压病人尽早明确是否为继发性高血压及其种类是非常必要的。那么病人有什么表现可以提示继发性高血压的存在呢？明显的打鼾或其他睡眠异常及白天疲劳和嗜睡，提示睡眠呼吸暂停综合征；上肢血压明显高于下肢血压，双侧足背动脉搏动减弱或消失，背部血管杂音，提示主动脉缩窄；四肢血压不对称、腰或腹部血管杂音，提示肾血管性高血压；夜尿多，周期性麻痹史，血钾低，提示原发性醛固酮增多症；对一般降压药反应差而α受体阻滞剂疗效好，伴有心悸、多汗及面色苍白等，提示嗜铬细胞瘤。

3 高血压患者为什么要测定血浆肾素、醛固酮

这要从高血压的病因分原发和继发性两大类说起。任何高血压患者若未曾做过细致的辅助检查，仅凭其血压水平或临床症状是不能判断其是属原发性或继发性高血压，因某些继发性高血压是可以治愈的疾病，确诊后经治疗可免除患者长期服药的不便和痛苦。原发性醛固酮增多症是一种较常见的引起继发性高血压的疾病，它的典型表现特征之一是血醛固酮浓度显著升高而血浆肾素活性高度受

抑制，所以医生通过测定高血压患者其血浆肾素活性和醛固酮浓度可初步判断其是否患有该种疾病。

4 高血压患者为什么要查肾动脉

造成继发性高血压的原因有多种，除了上述我们提到的原发性醛固酮增多症外，肾动脉狭窄也是较常见的继发性高血压的病因，狭窄的肾动脉经介入(球囊扩张或支架置入)治疗后效果显著。这种疾病临床上除了血压高外，仅有少部分患者于腹部脐周可听到血管杂音，除此之外几乎没有特征性表现，所以若不进行肾动脉的影像学检查是很难确诊的。

5 测定血浆肾素和醛固酮时需要注意哪些事项

影响肾素的因素较多，常用的降压药物对肾素均有影响，没有影响的或影响较小的药物仅有维拉帕米、肼苯达嗪和 α 受体拮抗剂。此外影响肾素的因素还有体位、年龄、非甾体消炎镇痛药等，所以测定肾素前一定要将会对肾素有影响的药物停用，一般降压药物停用 2 周，利尿剂停用 4 周，这样测定的结果对诊断原发性醛固酮增多症才具有较大的临床意义。检查当日清晨空腹(禁食、水)，平卧 2 小时后采血一次(可以在床上轻微翻动，活动肢体)，之后站立 2 小时(可以走动，不能坐、蹲、躺)采第二次血。由于个体体质差异较大，有的患者在站立 2 小时的过程中会有心悸、出汗、头晕等不适，遇到这种情况应立即采取平卧位，同时及时通知医务人员终止检查。

6 为什么有的高血压患者血压非常难控制

无论口服何种降压药物，血压依然居高不下是困扰高血压患者的常见问题。那么究竟是什么原因使血压不能降至目标水平呢？大多数高血压患者的血压经规范化口服降压药物后都能降至理想水平。但有部分高血压患者的血压虽然经规范化联合降压治疗终不能使血压下降。碰到这种情况，不能仅认为是对降压药物不敏感，反复更换降压药物。当血压不易控制时应及时找专科医生做细致的病情分析和全面检查找出原因。造成顽固性高血压的原因有以下几种：①体内存在造成血压升高的疾病（继发性高血压）。比如原发性醛固酮增多症：这些患者病因是体内的肾上腺生长有腺瘤或肾上腺增生，极少是癌症。患者会有全身无力或突然出现肢体瘫软不能活动、心慌、夜尿增多。血液化验可有低血钾表现、血浆肾素水平低而醛固酮高、心电图可有心律失常等。这些患者经确诊后治疗方法很简单，可手术或每日只需口服特殊的降压药血压即可得到很好控制。嗜铬细胞瘤和肾动脉狭窄也是引起顽固性高血压的病因，前者以血压阵发性升高或持续性血压高，阵发性进一步升高或持续性血压高为特征，发作时可有出汗、心慌、面色苍白等。肾动脉狭窄部分患者可于腹部听到血管杂音，较重的狭窄常是血压顽固不易控制的原因。另外引起血压升高的疾病还有大动脉炎等。②服用了血压升高的药物、对药物不能耐受及依从性差。医生制订降压方案后患者没能严格按医嘱进行治疗，致使血压不能降至正常。③缺乏耐心没有等待药物发挥最大降压效应。目前所用的长效降压药物发挥最大降压效应的时间一般需要 3～4 周，所以刚服用一种长效降压药物几天甚至十几天内血压可能不会下降至目标水平。一定要等待至药物最大效应的时间出现，确实无效时，再决定一种药物的取舍。④不能坚持健康的生活方式。有些患者虽然服药很规律，但酗酒、吸烟、肥胖、口味过重、精神紧张、过度疲劳、静息生活、缺乏运动等不健康生活方式依然如故不改变，这也是造成血压顽固不易下降的原因。

7 高血压患者可摆脱终身服药吗

高血压患者能否停降压药是多数患者始终关心的问题，要回答这个问题我们要从高血压的病因说起。高血压分为两大类，即原发性和继发性高血压，前者占高血压人群的 80%～90%，后者占10%～20%，原发性高血压是没有明确原因的，多种危险因素共同作用导致的高血压。继发性高血压则是身体存在明确的疾病，高血压是该疾病的一种临床表现，那么怎么来区别这两种高血压呢？两种不同类型的高血压感觉一样吗？治疗方法有什么不同吗？当高血压患者初次就诊高血压专科时，医生往往建议患者做一些必要的检查，而不是首先让患者服药。常做的检查如血常规、尿常规、肝功能、肾功能、电解质、血脂、血糖、心电图、心脏彩超、眼底等，其目的一方面是要了解各脏器的功能情况以及患者的危险因素多少，为评估病情的危险程度、制订降压方案、选择降压药物提供依据，另一方面通过这些检查可初步查找有无继发性高血压的迹象。继发性高血压可以仅表现血压高而无任何其他特征性表现，这种情况下，医生仅靠询问病史、听诊以及上述检查结果是无法做出判断的，必须做继发性高血压的精细检查如测定血浆肾素活性、醛固酮浓度（包括基础和激发试验）、血浆游离三甲氧基肾上腺素、血浆游离三甲氧基去甲肾上腺素，肾上腺的影像学检查，肾血管的影像学检查等才能准确地判定有无继发性高血压存在。原发性高血压和继发性高血压的治疗方法完全不同，后者大多数是不靠降压药物来治疗的。继发性高血压的病因大多数集中在肾脏、肾上腺和肾血管，所以医生常把检查的重点放在这些部位。部分肾上腺性和肾血管性高血压通过手术和介入治疗可以治愈，从而摆脱终身服药的烦琐，这些患者获益终身。在临床上常可见到被漏诊或误诊的继发性高血压，因没有及时识别出继发性高血压的病因而长期口服降压药物，甚至有些患者长期自购降压药物、自订降压方案，从不到医院就诊或到专科就诊，这样有可能造成长期接受错误的治疗，延误疾病的正确治疗。既然继发性高血压是可以治愈的高血压，那么是否所有的高血压患者都应该接受继发性高血压的筛查呢？对于任何顽固性高血压、青年高血压、儿童高血压以及有继发性高血压蛛丝马迹的高血压患者，均应接受医生的建议做进一步的精细检查，排查继发性高血压，以免漏诊错过疾病的最佳治疗时机。

8 发作性血压升高的原因有哪些

发作性高血压在临床常可见到，患者常多方就医无效，来医院就诊者，部分来自基层。患者痛苦不堪，是严重影响患者生活质量的病症之一。患者表现为平时血压控制良好，但会无缘无故出现血压突然升高，几分钟或几小时经过降压治疗或不用降压药物血压又回落至正常，有的患者发作时伴随有一系列难以忍受的症状，如头晕、头痛、恶心、呕吐、心慌、出汗等。这种状况多见于两种情况，一种是假性嗜铬细胞瘤，一种是真性嗜铬细胞瘤。目前研究资料显示假性嗜铬细胞瘤占发作性高血压的97%，与神经精神因素有密切关系，但在做出假性嗜铬细胞瘤诊断之前必须有可靠的检查手段排除真性嗜铬细胞瘤。

患者张某，男，60岁，曾患高血压14年，用降压药物后血压可以控制在正常，可最近5年来无缘无故血压呈发作性升高，血压升高时常伴有难以忍受的心慌、头晕、出汗等症状，因为反复发作患者痛苦不堪而不能正常生活。5年前第一次犯病时是在一个夜晚入睡前突然出现心悸难忍，持续3小时不能缓解，其间小便6次，急到医院就诊，心率达120次/分，平卧后心率恢复正常，再次坐起时心率即再次加快，后给予口服倍他乐克25毫克后缓解，当时未测量血压。约2月后心慌症状再次发作，测量血压达180/90毫米汞柱，且伴出汗、全身疲乏无力、头晕、胸闷、后背疼痛。此后上述症状发作逐渐频繁，约半月左右出现1次，发作时血压(180～190)/(90～100)毫米汞柱，有时血压高达220/110毫米汞柱，每次持续10分钟左右，需含服速效救心丸缓解。于当地医院就诊做CT等检查未找到病因。但医生怀疑为嗜铬细胞瘤。患者曾4年前、3年前2次前去北京某医院住院诊治，做过多种检查均未明确诊断，不能确定嗜铬细胞瘤的诊断。3年来患者发作时症状逐渐加重，每次均血压升高，严重时舌僵硬、濒死感、面色苍白，每次发作患者均经历一次痛苦的体验，缓解后需休息数天体力方能恢复。发作间歇期血压可控制于正常，但持续性胸闷、后背疼痛，有时放射至左侧上肢。半年前又于南京某医院做冠脉DSA(心脏血管检查)，显示心脏血管狭窄70%～80%，给予支架植入。但半年来胸痛、后背疼痛轻微减轻，发作性血压显著升高伴出汗、心悸、头晕等症状并无好转，致使患者丧失正常生活能力。入住笔者医院高血压科后做了一系列的检查未发现嗜铬细胞瘤的证据，再次询问病史：患者幼年5岁与较年长伙伴玩耍时，曾被棉被蒙住头部及身体，当时恐惧、哭喊，但伙伴并未让其逃脱，患者回忆持续被蒙时间1小时左右。自此每遇空间狭小如乘坐拥挤的公交车、电梯等时即有胸闷、恐惧的感觉。经过病例讨论后确诊患者的疾病为"假性嗜铬细胞瘤"，之后积极给予心理治疗和抗焦虑、抑郁药物联合降压药物治疗，治疗半月后持续性胸闷、胸部不适感、后背疼痛逐渐减轻，之后随访患者2年未再有发作性血压升高及伴随的一系列症状出现。血压稳定于120/80毫米汞柱。患者已恢复正常生活，能乘坐公交车、电梯，自行驾驶轿车和老伴一同外出游玩。患者多年的顽疾终于彻底治愈。

9 什么是（真性）嗜铬细胞瘤？怎样才能检测出来

嗜铬细胞瘤大多数（约90%）是由于肾上腺髓质嗜铬细胞发生瘤样病变而引起，嗜铬细胞瘤产生大量的儿茶酚胺，可以释放到血液循环而引起血压升高、出汗、心悸、头晕等，用一般的降压药物常难以控制患者的血压，有时会出现血压的显著升高。有少部分（约10%）的嗜铬细胞瘤生长在肾上腺外，比如头部、颈部、胸部、腹部和盆腔等，我们曾诊治的一例罕见的嗜铬细胞瘤生长在骶骨。肾上腺外的嗜铬细胞瘤常难以定位诊断，尤其生长部位隐蔽者。目前嗜铬细胞瘤定性检测比较准确的方法是测定血浆游离三甲氧基肾上腺素和三甲氧基去甲肾上腺素，血浆游离三甲氧基肾上腺素诊断嗜铬细胞瘤敏感性99%，测定血浆这两种物质的特异性达89%，是最好的排除或确诊嗜铬细胞瘤的方法。河南省人民医院高血压科自2005年即开展该项检查，该项技术在国内处于领先水平。

10 （真性）嗜铬细胞瘤如何治疗

嗜铬细胞瘤一旦定位明确，需要手术治疗。在手术之前需要口服降压药物控制血压，由于患者出汗较多，长期丢失大量液体，血容量不足，在手术前需要补充血容量1～2周。降压药物选用α受体拮抗剂治疗效果良好。若心率较快需要应用β受体阻滞剂时一定要先用α受体拮抗剂，之后再用β受体拮抗剂。

11 什么是原发性醛固酮增多症

原发性醛固酮增多症是继发性高血压的一种主要类型之一，是肾上腺皮质球状带分泌过多的醛固酮而引起血压升高，醛固酮是一种盐皮质激素有保钠排钾的作用，过多的醛固酮长期作用于人体导致液体潴留，钠过多而钾缺失。目前有的局部地区统计该疾病占高血压人群达15%～20%。所以高血压患者应该筛查该种疾病。该种疾病若没有及时查出，随着病情的进展血压会越来越不容易控制，有的患者还会出现严重的并发症如心力衰竭、肾功能衰竭等。

12 怎样确诊原发性醛固酮增多症？怎样治疗原发性醛固酮增多症

最重要的方法是检测血浆肾素活性或肾素浓度以及血浆醛固酮水平。但影响肾素的因素较多，尤其是常用的降压药物。所以在检测之前一定要严格控制所服的药物。但若患者血压非常高，不能停用同时服用的多种药物，最好暂时不测定这两种激素，否则停药后由于血压的异常升高患者会面临很大的风险。治疗原发性醛固酮增多症的方法有两种，药物治疗和手术治疗。若能明确醛固酮来源于一侧肾上腺则采用手术的方法，目前经腹腔镜手术切除肾上腺已经非常成熟，患者痛苦少恢复快。若明确醛固酮来源于双侧肾上腺必须服用药物治疗，常用醛固酮受体拮抗剂如安体舒通又叫螺内酯治疗。阿米洛利也可选用。

高血压的治疗

1 高血压患者治疗的目的是什么

周先生患高血压快4年了，平时工作比较忙，每次头晕眼花时才测血压，也才记着吃药，一不难受，药就不吃了，药总是吃吃停停。由于最近工作压力大，头晕眼花比平时严重而就医。医生非常严肃地说像周先生这种不坚持治疗的病人很多，主要是不知道高血压治疗的目的，非等到高血压露出“真面目”，自己躺到病床上时才后悔当初为什么不坚持治疗呢？高血压治疗的目的到底是什么？

高血压病人治疗的主要目的是最大限度地降低心脑血管病的死亡和病残的总危险。因为持续的高血压状态对人体造成的危害是日积月累形成的，而这些危害其中不少是致命的。这就要求医生在治疗高血压的同时，去除病人检查出来的所有可逆性危险因素（如吸烟、高胆固醇血症或糖尿病），并适当处理病人同时存在的各种临床症状。危险因素越多，其疾病程度越严重，患心脑血管病的绝对危险就更高，治疗这些危险因素的需求就越大。

2 高血压患者进行降压治疗会带来什么好处

没有任何症状的高血压患者常会问及此问题，当然降低血压会给高血压患者带来很大的益处。对于高血压患者实施降压药物治疗的目的是，通过降低血压，有效预防或延迟脑卒中、心肌梗死、心力衰竭、肾功能不全等并发症发生；有效控制高血压的疾病进程，预防高血压急症、亚急症等重症高血压发生。有较早的研究资料显示舒张压（低压≥90 毫米汞柱）为入选标准的降压治疗试验显示，舒张压每降低 5 毫米汞柱（收缩压降低 10 毫米汞柱）可使脑卒中和缺血性心脏病的风险分别降低 40％和 14％；稍后进行的单纯收缩期高血压（收缩压≥160 毫米汞柱，舒张压＜90 毫米汞柱）降压治疗试验显示，收缩压降低 10 毫米汞柱，舒张压降低 4 毫米汞柱，可使脑卒中和缺血性心脏病的风险分别降低 30％和 23％。虽然将血压降低到目标水平可以显著降低心脑血管并发症的风险。但在达到治疗目标后，并不是把血压降得越低越好。有研究显示，冠心病患者的舒张压＜60 毫米汞柱时，心血管事件的风险可能会增加。所以当高血压患者同时合并冠心病时低压不要降得太低。另外降压可带来益处，也不是把血压降得越快越好，大多数高血压患者，应根据病情在数周至数月内将血压逐渐降至目标水平。年轻、病程较短的高血压患者，可较快达标。但老年人、病程较长或已有靶器官损害或并发症的患者，降压速度宜适度缓慢。

3 轻度高血压不需要重视吗

轻度高血压是指收缩压在 140～159 毫米汞柱和（或）舒张压在 90～99 毫米汞柱的高血压。相当于 2010 年修订本《中国高血压防治指南》血压水平分级中 1 级高血压。有人可能认为轻度高血压病人的血压水平不是太高，不需要关注和治疗。可以肯定地说，这种想法是错误的。轻度高血压占高血压总数的 60％～70％，且若未经治疗也常会出现靶器官损害，特别是舒张压在 95 毫米汞柱以上的患者，部分患者甚至死于靶器官功能衰竭。另外，高血压的危险度不是单纯由血压水平决定的，即使是轻度高血压，若伴有高血压的其他危险因素、靶器官损害或并存心、脑、肾等临床疾病，都会明显增加其危险度，甚至可达到高危或极高危组。大量临床试验表明，积极治疗轻度高血压，患者受益明显，可显著降低心脑血管并发症的发生率、死亡率和总死亡率。所以，不论是医生还是病人本身都应重视对轻度高血压的诊断和治疗，方法与其他高血压完全相同。

4　所有高血压患者的治疗措施是否都一样

秦大妈和老伴都患有高血压，每次看病都一起去，医生也是同一个，但秦大妈和老伴治疗的方法和吃的药都不一样，这是为什么？

答案是肯定的，因为每位高血压患者的情况不会完全相同，即使血压值完全相同，年龄、性别等相同，所处的危险层次也会不同。危险层次不同治疗措施也不会相同。划分危险层次是根据患者的心血管危险因素、靶器官损害情况和伴随的临床情况而作出的。高血压病人的危险层次有 4 层，即低危、中危、高危和很高危。4 个不同层次的治疗措施如下：

(1)低危病人：观察患者 6～12 个月，观察期间监测血压及其他危险因素，观察期间应积极改变生活方式。观察结束若收缩压高于或等于 140 毫米汞柱或舒张压高于或等于 90 毫米汞柱，则开始药物治疗。若收缩压低于 140 毫米汞柱和舒张压低于 90 毫米汞柱则继续改变生活方式治疗和监测血压及其他危险因素，不用降压药物治疗。

(2)中危病人：先观察患者的血压及其他危险因素 3～6 个月，其间改变生活方式，观察结束若收缩压高于或等于 140 毫米汞柱或舒张压高于或等于 90 毫米汞柱，则停止观察，进行药物治疗。若收缩压低于140毫米汞柱和舒张压低于90毫米汞柱则继续监测，不用降压药物治疗。

(3)高危及很高危病人：必须立即开始对高血压及并存的危险因素和临床情况进行药物治疗。

5 高血压治疗的方法有哪些

(1)非药物治疗：所有病人，包括需予药物治疗的患者均应采用。

(2)药物治疗：用药物降低血压，控制其他危险因素和临床情况。

非药物治疗就是通过改善生活方式达到治疗高血压的目的。其内容十分丰富，包括减轻体重，节制饮酒，坚持规律的体育锻炼，限制钠盐摄入，戒烟，减少脂肪摄入以及控制糖尿病。它是高血压的辅助治疗措施，但是对所有高血压患者都必不可少，尤其是患者有早发心血管病的危险，如脂肪代谢紊乱或糖尿病时就更要重视高血压的非药物治疗。

6 目前常用的降压药物有哪些

近年来降压药物的发展迅速，在20世纪40～50年代使用的降压药物主要是中枢性降压药和利尿剂，自20世纪60年代后随着钙离子拮抗剂和β受体阻滞剂的问世，越来越多的新型降压药物应用于临床，目前多采用单药、两种或几种单药联合应用，很少采用以前的老复方制剂。常用的降压药有：

(1)利尿剂：这类药物有双氢克尿塞、吲达帕胺、安体舒通等。

(2)β受体阻滞剂：这类药物有美托洛尔(倍他乐克)、比索洛尔、阿罗洛尔等。

(3)钙离子拮抗剂(CCB)：这类药物有硝苯吡啶、氨氯地平、尼索地平、非洛地平等。

(4)α_1 受体阻滞剂：这类药物有特拉唑嗪、哌唑嗪等。

(5)血管紧张素转换酶抑制剂(ACEI)：这类药物有卡托普利、培哚普利、赖诺普利、贝那普利等。

(6)血管紧张素Ⅱ受体拮抗剂 AT_1。这类药物有缬沙坦、氯沙坦、替米沙坦、厄贝沙坦、奥美沙坦等。

7 什么是降压药物的谷峰比

降压药物的谷峰比值(简称 T:P 比值)是指一次给药末和第二次给药前的血压下降值(称为谷)与该药物达最大效应时的血压下降幅度(峰)的百分比值。作用时间长的药物的谷峰比值高,作用时间短的药物的谷峰比值低。1988 年美国食品药物管理局(FDA)推荐以降压谷峰比值作为临床评价降压药物的一项指标,提出降压药物谷峰比值的最小值应在 50%以上。谷峰比值反映一种降压药物降压作用的稳定性,高谷峰比值药物的降压作用波动小,有利于靶器官的保护;低谷峰比值药物的波动大,不利于靶器官的保护。谷峰比值在 50%以下的降压药物必须每天多次给药,比值在 50%~66%或更高者可以每天给药 1 次。

8 选择降压药物时应考虑哪些问题

有的患者认为降压治疗很简单,甚至有的患者随便到街上药店买些降压药即自己治疗高血压了,这种患者有不少。殊不知科学、规范的降压治疗,应在选用降压药物时根据治疗对象的个体状况,药物的作用、代谢、不良反应和药物相互作用,并参考以下各点做出决定才能选用何种药物:

●治疗对象是否存在心血管病危险因素。

●治疗对象是否已有靶器官损害,心血管疾病(尤其是冠心病)、肾病、糖尿病的表现。

●治疗对象是否合并有受降压药物影响的其他疾病。

●与治疗合并疾病所使用的药物之间有无可能发生的相互作用。

●选用的药物是否已有减少心血管病发病率和死亡率的证据以及力度。

●所在地区降压药物品种供应与价格状况及治疗对象的支付能力。

由于治疗对象存在对药物反应的个体差异，除对其临床情况可以作出分析外，对疗效和不良反应在用药前颇难预料。因此可先用一类药物，如达到疗效而不良反应少，可继续应用，如疗效不满意，则改用另一类药，或按合并用药原则加用另一类药物；如出现不良反应而不能耐受，则改用另一类药物。在考虑一类药物的取舍时，应在应用达到充分剂量之后作出选择。

9 高血压患者没有不适的感觉为什么还要控制血压

这也是许多高血压患者易犯的错误，“没有不舒服的感觉就是身体好，血压高不影响身体健康”，只有当身边的朋友或亲人因为高血压而患脑卒中或心肌梗死或猝死时才会引起重视。血压超过正常值时对机体的危害主要是损伤血管，这种损伤是潜移默化的，逐渐进行的，甚至当动脉已经严重硬化时也不会有任何感觉。控制血压的目的不是为了减轻患者的不适感觉，而是要减轻高血压对血管的损伤以及预防血管损伤后造成的并发症如脑血管意外、心脏肥厚、心力衰竭以及肾脏受损等。只有早期控制血压至安全水平，也就是使血压达标，才能有效地预防心肌梗死、脑出血、脑血栓和肾功能衰竭等并发症的发生。

10 血压是否降得越快越好呢

当一个人得知自己患上高血压时，往往想尽快把血压降到正常，患者的心情可以理解，但降低血压应该有步骤地进行，不能追求快速，否则欲速则不达。开始降压治疗时应该遵循以下原则：

●一般选择适用于患者的副作用较少的药物，从单药开始应用，如能有效控制血压，尽量选用一种药物控制血压。当一种药物不能使血压达标时才联合应用2种药物。

●血压不应下降过快，应该数周或数月达到目标水平，否则会降低脑、心、肾等重要器官血液供应，产生严重不良反应。

●为有效地防止靶器官损害，要求24小时平稳降压，减少血压的波动性。要达到此目的，最好使用每日1次给药而有持续24小时降压作用的药物。目前临床应用的大多数药物均为长效降压药物，每日服药1次即可，可提高患者的依从性。

●药物联合时选用降压机制不同的药物联合，增加药物的降压疗效减少副作用。

11 当高血压患者合并其他疾病时如何选择降压药物

高血压患者合并的疾病不同，所选择的药物也不同，一般情况下，降压药物的选择有以下规律：

●合并有心力衰竭或心功能不全者，宜选用血管紧张素转换酶抑制剂(ACEI)、血管紧张素Ⅱ受体拮抗剂和利尿剂。

●老年人单纯收缩期高血压者，宜选用利尿剂、长效二氢吡啶类钙离子拮抗剂。

●合并糖尿病、蛋白尿或轻度、中度肾功能不全者(非肾血管性)，宜选用血管紧张素转换酶抑制剂或血管紧张素Ⅱ受体拮抗剂。

●心肌梗死、心绞痛、快速性心律失常和慢性心力衰竭的患者，可选用β受体阻滞剂。

●周围血管病、稳定性心绞痛、颈动脉粥样硬化和冠心病患者选用二氢吡啶类钙离子拮抗剂。

●对伴有脂质代谢异常和前列腺增生的患者，可选用α受体阻滞剂。

●伴妊娠者，不宜用血管紧张素转换酶抑制剂、血管紧张素Ⅱ受体拮抗剂。

●对合并支气管哮喘、抑郁症、糖尿病患者不宜大量用β受体阻滞剂，痛风患者不宜用利尿剂，合并心脏传导障碍者不宜用β受体阻滞剂及非二氢吡啶类钙离子拮抗剂。

但患者不可以按以上用药的基本原则自行选药，因为人体是一个复杂的生物体，每一种药物都有其禁忌证，每个患者有时又会合并多种情况，如何选择正确的药物使血压达标而又对人体无伤害或降低到最小伤害最终还是由医生来决定。

12 什么是好的降压药

每一位高血压患者都会有这样的想法，想让医生给开一种最好的而又不贵的降压药物。“好”的降压药物应具有以下特点：

●能有效降低血压至安全水平。

●不良反应很少或患者服用后无任何不适。

●不增加或还能纠正其他心血管危险因素。

●不影响患者的生活质量，尤其是性生活活跃的患者不能影响性生活质量。

●减轻或防治脑、心、肾等靶器官的损害。

●服用方便，每日只需服用 1 次，降压作用持续时间在 24 小时以上。

●降压平稳，血压波动小或医学术语说血压变异性小。

●价格便宜，效果/费用的比值高。

目前降压药物种类繁多，尤其 20 世纪 70～80 年代以来，新型的药物不断问世，可供医生选择的药物较多，但具体到每位患者究竟如何选药还是要根据患者的具体情况（病史、体格检查、化验检查等）而定，哪种降压药物最适合，那么这种降压药物就是最好的降压药。同样的药物用在不同的患者也会存在较大的个体差异。比如氨氯地平是常用的钙离子拮抗剂，大部分患者用后不会出现下肢浮肿、心慌等，但少数患者会出现严重的下肢浮肿，少部分出现轻微的下肢浮肿；极少数患者服用后出现心慌。所以医生在开始用药的初期会嘱咐患者在短期内复诊，一方面观察患者的血压是否控制良好，另一方面在复诊时会询问是否有不适的感觉或观察有无副作用的出现。

13 利尿剂是怎么降低血压的

利尿剂的种类可分为 4 种:包括噻嗪类利尿剂、袢利尿剂、保钾利尿剂和碳酸酐酶抑制剂。利尿剂发挥降压作用的原理早期应用时可促进钠、水排泄,使血容量减少,血管张力下降,从而发挥降压作用。但随着用药时间的延长,因血管壁的钠离子减少,在利尿和血容量不再继续减少的情况下血管扩张作用表现得比较强。所以不能单纯地理解为利尿剂就是通过排尿而发挥作用的,但也有少数患者对利尿剂敏感性较强即使服用小剂量也会出现排尿明显增多。用来控制血压的利尿剂以噻嗪类应用最为普遍,降压作用温和、确切和持久,能减轻其他降压药物引起的水钠潴留,增加它们的降压效力。最常用的制剂有氢氯噻嗪,每次 6.5~12.5 毫克,每日口服 1~2 次;氯噻酮 25~50 毫克,每日服 1 次。袢利尿剂如呋塞米的利钠排钾作用较强,主要用于高血压伴有肾功能不全者或有钠潴留而噻嗪类利钠作用不明显时。保钾利尿剂如安体舒通和氨苯蝶啶,前者在临床更常用于治疗高血压,还用于治疗继发性高血压—原发性醛固酮增多症,长期大剂量应用可引起高血钾、男性乳房增生疼痛等副作用,所以长期需要应用时剂量宜小。

噻嗪类和袢利尿剂单独长期大剂量应用有产生高尿酸血症、糖耐量降低、低血钾、低血镁、三酰甘油及低密度脂蛋白升高,所以在临床医生一般采用小剂量与其他类型降压药物联合应用,可减少药物的副作用。

14 吲哒帕胺属于利尿剂吗? 长期服用有副作用吗

本药属于磺胺类利尿药,除了具有利尿作用外还具有钙拮抗作用,为一种新的强效、长效降压药。可通过阻滞钙内流而松弛血管平滑肌,使外周血管阻力下降,产生降压效应,本药发挥降压作用剂量远远小于利尿作用的剂量。每天 1 次(1.5~2.5 毫克)维持量也可每 2 天服用 1 次,每次 1 片(2.5 毫克),对轻中度原发性高血压效果较好。

部分患者长期服用会出现血糖异常、低钾血症、血尿酸增高。所以服用该药时,用药前后及用药时应当检查或监测血糖、尿酸、血电解质和血脂。另外患者对磺胺类药过敏者对本药也会出现过敏反应。

15 什么是β受体阻滞剂

β受体阻滞剂因有抑制肾上腺素β受体的功能而得名,通过抑制β受体可减慢心率,降低心排血量,改变外周血管的顺应性,还可抑制肾素释放使血压降低。目前临床上应用有十几种制剂,如美托洛尔、比索洛尔、阿替洛尔和阿罗洛尔等。

β受体阻滞剂有心脏保护作用,对冠心病心肌梗死后的二级预防(防止再梗死和其他心脏事件发生)有良好的作用。不仅具有降压作用,抗心律失常作用,还有减少心肌氧耗量,治疗心绞痛,治疗青光眼等多种用途。尤其适于高血压伴有心率较快、心输出量增高的年轻人及伴有心绞痛的患者。

心脏有传导阻滞的病人应慎用。也慎用于哮喘或喘息性支气管炎患者,外周动脉闭塞性疾病患者应在医生指导下应用。β受体阻滞剂有个体差异和种族差异性,不同制剂的这种差异又有所不同。中国人的用量低于白种人。因此β受体阻滞剂应从小量开始,逐渐增加剂量,若达足剂量而血压控制不满意时可加用利尿剂或其他降压药。

16 什么是钙离子拮抗剂

钙离子拮抗剂能阻止钙离子进入细胞内,有抑制血管平滑肌收缩舒张血管的作用。1971 年首次问世的钙拮抗剂有普尼拉明和维拉帕米,之后 1975 年硝苯地平上市,目前用在临床的钙通道阻滞剂有十余种,钙拮抗剂降压疗效可靠,自钙拮抗剂问世后在控制高血压患者的血压和预防心脑血管疾病方面取得了显著的疗效。较少的患者不能使用钙拮抗剂，如心力衰竭和急性心肌梗死的患者，大多数高血压患者均能应用该类药。少部分患者用后出现牙龈增生、面部潮红、头痛、心率加快和踝部水肿，有这些症状出现时及时到医院告知医生，医生会及时调整用药或减少剂量或与其他降压药物联合应用。以下药物均属于钙拮抗剂：硝苯地平、尼群地平、尼卡地平、尼莫地平、非洛地平、氨氯地平、拉西地平、乐卡地平、马尼地平、阿折地平等。

17 常用的 α_1 受体阻滞剂有哪些？其有哪些优缺点

α_1 受体阻滞剂可阻滞血管 α_1 受体，使外周血管扩张，阻力下降，从而降低血压。由于降低心脏后负荷对心功能影响很小，反射性兴奋交感神经作用也不明显，应从小剂量开始，用药剂量递增既可收到满意的降压效果，又可使副作用减少，但临床一般不单独大剂量长期应用。另外该药的优点还有：对脂质代谢具有有利的影响，可降低血中胆固醇和三酰甘油，提高高密度脂蛋白的水平。对糖代谢也无不良影响。这类制剂有哌唑嗪、特拉唑嗪、多拉唑嗪等。哌唑嗪半衰期短，需每日服 2～3 次，每次开始用 0.5 毫克，可逐渐增加至每次 5 毫克。新型制剂多拉唑嗪，每日只需服 1 次，副作用小，还可与利尿剂、β 受体阻滞剂联用。特拉唑嗪作用强度比哌唑嗪稍弱，但其特点是半衰期较长，约 12 小时，因此可每日给药 1 次，特别适用于伴有前列腺肥大的高血压患者，降压的同时改善排尿功能较快，此外还可降低血脂，此药有一箭多雕的作用。不良反应如体位性低血压也较哌唑嗪少。由于这类药可减少心脏后负荷，除广泛用于高血压外，还适用于充血性心力衰竭患者。

在临床中观察到有极少数患者服用后出现体位性低血压，所以已经有体位性低血压或动脉硬化比较严重有血压调节障碍的患者禁用。

该类药对肾素的影响极小，检查肾素前若服用该药无需停药。

18 什么是血管紧张素转换酶抑制剂

血管紧张素转换酶抑制剂是20世纪80年代才问世的一大类降压药物，因其有抑制血管紧张素转换酶的作用所以叫做血管紧张素转换酶抑制剂，英文缩写ACEI。最早的药物是卡托普利，之后有依那普利和赖诺普利，半衰期较长，副反应较少。依那普利2.5毫克每日服2次，可增至10毫克每日服2次，赖诺普利每日剂量为10～80毫克，一次口服。此外还有苯那普利、培哚普利、西拉普利、雷米普利、福辛普利、喹那普利、咪达普利等，均为每日服1次。

19 服用血管紧张素转换酶抑制剂为什么会出现咳嗽

干咳为血管紧张素转换酶抑制剂的副作用之一，发生率3%～29%不等，不同药物发生率不同，据报道：依那普利为29%，卡托普利为12%，西拉普利为13%，培哚普利为3%。咳嗽常在用药早期（几天至几周）出现，也可能有蓄积作用。停药数天后消失。咳嗽的发生与前列环素增加和缓激肽聚集而作用于呼吸道有关。患者在服用这类药物时若出现咳嗽应及时找医生，血压控制很好又有冠心病或脑动脉硬化明显的患者若仅轻度咳嗽可坚持用药，但当咳嗽影响日常生活时应及时更换药物。

20 血管紧张素转换酶抑制剂有哪些优点和禁忌证

首次应用在临床的这类药物是卡托普利。这类药物除具有降压作用外还具有降压以外的好处，如对血糖和血脂代谢无不良影响。而且对逆转左室肥厚的作用较其他类降压药为强。此外还有抗动脉粥样硬化、改善心肌梗死后心功能、纠正心功能不全、预防脑卒中、提高胰岛素敏感性、延缓胰岛素依赖型糖尿病肾病患者的肾损害等。所以有冠心病、心肌梗死、脑梗死、肾功能损害蛋白尿的患者尤其适用。

禁忌证：双侧肾动脉狭窄、严重肾功能不全（如血肌酐超过265.2微摩尔/升）和妊娠高血压。

21 血管紧张素Ⅱ受体拮抗剂有何优点

血管紧张素Ⅱ受体拮抗剂 AT_1 是20世纪90年代以后才广泛应用在临床的一类降压药物，因其有良好的降压效果和副作用少而在临床广泛被医生应用。与其他抗高血压药物相比，这类药具有副作用小，降压作用平稳，不影响生活质量（尤其是性功能）等优点。有资料报道高血压患者服用后可明显改善患者的性功能。与血管紧张素转换酶抑制剂（ACEI）相比，因其不抑制血管紧张素转换酶，不产生缓激肽、P物质，故不会出现咳嗽的副作用，在不能耐受ACEI引起咳嗽的病人，应改用 AT_1 拮抗剂。AT_1 拮抗剂其活性代谢产物EXP-3174仍有很强的降压作用，血浆清除率慢于前体，可在24小时内维持血压平稳下降。因此每日只需服用1次，适用于各期高血压的治疗。这类药有氯沙坦、缬沙坦、伊贝沙坦、替米沙坦、奥美沙坦、厄贝沙坦等。

22 高血压患者如何联合用药

当单纯用一种降压药物血压不达标时，常需要联合应用几种作用机制不同的降压药物。患者常犯的错误是随意将几种药物合在一起服用。联合用药的原则：所选用的药物作用机制不同，药物之间的不良作用可以相互抵消或至少不重叠或相加。国际或《中国高血压防治指南》有关降压药物的合理联合方案有：

●血管紧张素转换酶抑制剂（或血管紧张素Ⅱ受体拮抗剂）与利尿药。

●肾素抑制剂和利尿剂。

●钙拮抗剂与β受体阻滞剂（二氢吡啶类）。

●血管紧张素转换酶抑制剂与钙拮抗剂。

●利尿药与β受体阻滞剂。

●α_1受体阻滞剂与β受体阻滞剂。另外不要忽视每种降压药物的应用禁忌证和适应证，在每种药物均无应用禁忌的情况下联合才是合理联合。凡是需要联合应用降压药物控制血压的均是血压不容易控制的患者，联合应用降压药物是比较专业的技术，一定要让医生来决定如何联合，即使理论上知道联合的原则，也需要有一定的临床应用经验才能“搭配合理”。

23 珍菊降压片是纯中药制剂吗

许多患者常会自行到药店购药，感到这样免去了去医院看病的麻烦，选择降压药物是非常慎重的一件事。在患者自购的药物中常见有珍菊降压片，问其原因患者常会告诉医生珍菊降压片是中药，服用后没有副作用。珍菊降压片是纯中药制剂吗？珍菊降压片又称菊乐宁降压片，除含有珍珠层、野菊花、槐米等中药外，还有氢氯噻嗪、可乐定西药。珍菊降压片之所以服用后可以发挥降压作用主要依赖于其内含有的西药成分，单纯“珍菊”是没有降血压作用的。“纯中药没有副作用”也无科学道理，有些中药的副作用也是非常明显的，比如治疗咳嗽的中药“甘草”，长期服用可引起血压升高，血钾降低。因此选用降压药物时不能仅靠药名而决定是否应该服用，尽量不要自行购药，应该让医生来决定您应该服用哪种降压药物。

24 复方降压片有何优缺点

复方降压片的主要成分是：利血平 0.32 毫克，双氢克尿塞 3.2 毫克，氯化钾 30 毫克，三硅酸钙 30 毫克，泛酸镁 1 毫克，非那根 2 毫克，双肼苯哒嗪 3.2 毫克，利眠宁 2 毫克，维生素 B_1 1 毫克等。

总的来说，复方降压片的组成是合理的，目前较少应用的原因主要是与其含有利血平有关。利血平在现代抗高血压治疗中的应用越来越少，临床缺少长期应用带给机体益处的证据。利血平降压效果肯定，但长期大剂量服用可引起一些副作用，如胃酸增多、溃疡病以及抑郁等。老年患者及消化道疾病者慎用。

非那根是组织胺受体拮抗剂，具有中枢神经镇静的作用，能够治疗失眠。

1959年以来我国自行研制生产了多种复方制剂，如复方降压片、维压静、降压0号，等等，多采纳20世纪60～70年代阶梯治疗药物，以利血平、血压达静、双氢氯噻嗪为核心。因其降压有一定效果，服用方便，价格低廉，在基层医院应用较多，对于生活不富裕的患者无疑是控制高血压防治心脑血管疾病的选择。

目前不断有新的复方制剂上市，多是两种降压药物的联合，如钙拮抗剂和血管紧张素转换酶抑制剂类联合，钙拮抗剂和血管紧张素Ⅱ受体拮抗剂类联合，以及血管紧张素转换酶抑制剂或血管紧张素Ⅱ受体拮抗剂和利尿剂的联合，等等，均是科学合理的联合，不仅能增加降压效果，还能减少药物的副作用。

25 服用价格较贵的降压药后再改服价廉的药物是否还有效

临床上很多病人会有这样的顾虑："现在医生给我选择了长效能改善生活质量和保护脏器功能的降压药，将来改服价廉的短效降压药，血压会降下来吗？"我们首先要弄明白的是长效和短效降压药的不同之处。长效降压药的价值体现在药物降压的稳定性，脏器的保护性和生活质量的改善方面。并不意味着长效降压药的降压作用最强。短效降压药的缺点是由于其半衰期短，血压波动较大，对脏器的保护作用较差或无保护作用，尤其一些古老的复方降压药由于多半含有利血平，副作用较大。但单从降血压的效果相比，并不是短效降压药降血压效果均差于长效降压药。当由长效改为短效时血压也可以降到同样的程度，只是血压波动较大，无法享有长效降压药降压以外的优点。目前应用长效降压药物已经是一种国际上的趋势，控制血压要追求平稳性，只有长效降压药物才能满足这种要求。

26 高血压患者的血压降低到什么水平合适？为什么血压不能迅速降低至正常

这是我们医生常说的目标血压问题，就是血压应该降到什么水平才安全。没有糖尿病和肾脏损害的患者血压应控制在140/90毫米汞柱以下，糖尿病和有蛋白尿的患者应控制在130/80毫米汞柱以下，单纯收缩期高血压者，收缩压应降至140毫米汞柱以下，老年高血压患者收缩压应低于150毫米汞柱。

高血压病人的降压速度不可太快(高血压急症除外)，因长期高血压的患者，体内各器官已适应高压状态，降压速度太快，容易造成心、脑、肾等脏器缺血损害，表现为心绞痛、心肌梗死、脑缺血、肾功能衰竭等。所以降压应逐步进行，一般在半个月至1个月降至正常。

27 高血压患者可以停用抗高血压药吗？如何停用

高血压分原发性和继发性两大类，大部分原发性高血压患者需要长期服用降压药控制血压于安全水平，少数情况下比如患者能够很好地遵循医嘱改善生活方式，如减轻体重、戒烟限酒，少食食盐，改变饮食结构、加强运动等，长期坚持几年后血压可呈逐渐下降趋势，轻中度高血压患者有可能停用降压药物。笔者在临床工作中曾遇到这样的病例，患者有很强的毅力和很好的治疗依从性，3～5年后降压药物完全停掉。但患者如何减少药量和是否能停药，一定要有医生来决定，不可盲目擅自停药。

28 虽然血压高但没有任何不舒服的感觉需要服药吗

人体的血压由正常发展到高血压要经历一段漫长的过程，任何高血压患者的血压都不会在几天或几月内升高到很高的水平，在血压逐渐升高的同时机体有很强的代偿能力，患者可能不会有任何的症状，这种情况在高血压人群约占一半，高血压对机体的损害尤其对血管的损害无论是无症状的高血压或有症状的高血压都是一样的，有人将无症状的高血压称为“沉默的杀手”。所以无论有无症状均应该积极采取措施控制血压，经非药物（生活方式改善等）治疗效果不好者，要尽早口服降压药物控制血压至安全水平。临床上经常可见到由于无症状而不重视治疗的患者，当患高血压并发症如脑出血或脑梗死或其他并发症才到医院就诊的患者，这时控制血压为时已晚，机体血管已经发生严重的硬化。

29 有些人的高血压为什么不容易降至正常

有些高血压病人服用一种降压药物血压即可降至正常，但有些高血压病人服用三种或四种降压药物血压仍然较高，后面这种情况也是病人常疑惑的问题。血压容易控制的病人一般属于轻度的高血压患者，血压不容易控制的患者一般常见于以下情况：

●已经确诊为原发性高血压的患者，虽然按时服用了药物但生活方式不改善，仍然吸烟较多、饮酒量未减，仍然高盐饮食，未进行规律的体育运动，体重较重等。

●少数情况下属于血压测量的技术问题，如测量血压不规范或测量仪器不准确。

●可能为继发性高血压，如存在肾动脉狭窄、肾上腺疾患、大动脉狭窄、睡眠呼吸暂停综合征较重等，没有做详细的辅助检查，没有把引起血压升高的疾病筛查出来。用一般的降压药物很难控制血压。

●同时应用有升压作用的药物，如非甾体类消炎药、麻黄素、减肥药、咖啡因、口服避孕药、类固醇、甘草、抗抑郁药、可卡因及其他毒品。

●确诊为原发性高血压的患者，降压药物的联合应用不规范。

●患者高血压和焦虑抑郁同时并存，这些患者在家庭或医院环境中测量的血压值大多数较高，但实际生活中的血压并不高。这些患者一定要做动态血压检查才能得到比较客观的血压数值，以指导医生准确选用降压药物。

30 老年人高血压的治疗应注意什么

治疗老年高血压，要考虑老年人的特点，老年高血压患者常并存有动脉硬化现象，有些患者动脉硬化比较严重，另外老年人代谢和内环境平衡功能呈生理性退化，可影响药物的分布、代谢和排泄。降压药的不良反应如体位性低血压、低钾血症、脑血流量减少、糖代谢障碍、血尿酸升高对老年人的健康均可产生不利的影响，在临床治疗过程中，应注意患者对降压药的反应，及时调整降压药和控制降压的幅度。笔者在此举一特殊老年高血压病例。

某男，81岁，患高血压20余年，无头痛或头晕等不适，入院前1天因牙痛到门诊就诊口腔科，准备拔除牙齿前测量血压210/100毫米汞柱，之后为控制血压拔除牙齿而就诊于高血压科。入院1周患者的血压降至150/80毫米汞柱时患者出现记忆力下降，2天后出现一过性抽搐，之后再次发作抽搐数次。头部MRA和MRI显示患者的大脑血管多处严重狭窄或闭塞，之后把患者的血压升至180/80毫米汞柱时未再抽搐。当然这样的病例所占高血压比例很少，但提醒我们治疗老年高血压患者一定要个体化，这位老年患者因为长达20多年的高血压已经造成严重的动脉损害，大脑血管硬化严重，错过了治疗高血压的有利时机。大脑需要较高的体循环压力才能保证大脑的灌注压正常。当血压降低时体循环动脉压力下降灌注到大脑的血量减少，闭塞或狭窄的动脉不能有正常的血流，患者大脑会出现缺血随之出现抽搐。遇到这种情况只能根据患者对降压治疗的反应性个体化治疗，最大限度地减少患者的危险程度。

31 常用的高血压急症降压药物有哪些

高血压急症时常需静脉给予降压药物，常用的降压药见表3。

表 3 高血压急症的降压药

	剂量	用法	起效	持续	不良反应
硝普钠	0.25～10 微克/(千克·分)	静脉	立即	1～2 分	恶心、呕吐、肌颤
硝酸甘油	5～100 毫克/小时	静脉	≤5 分	30 分	
酚妥拉明	5～15 毫克	静脉	1～2 分	3～10 分	心跳加快、头痛、潮红
尼卡地平	5～15 毫克/小时	静脉	5～10 分	1～4 小时	
艾司洛尔	250～500 微克/(千克·分) 50～100 微克/(千克·分)	静脉	1～2 分	10～20 分	低血压、恶心
拉贝洛尔	20～80 毫克/分	静脉	5～10 分	3～6 小时	恶心、体位性低血压、心脏传导阻滞
乌拉地尔	10～50 毫克	静脉	15 分	2～8 小时	头昏、恶心、疲倦
地尔硫卓	10 毫克或 5～15 微克/(千克·分)	静脉	15 分	2～8 小时	低血压、心动过缓

以上药物常用的有硝普钠、硝酸甘油和乌拉地尔，其中硝普钠的降压效果最好。

32 在什么情况下高血压患者的血压突然升高时需要紧急降压治疗

高血压患者的血压急剧升高时是否需要将血压立即降至正常需要根据患者的具体情况而定，不是所有患者的血压都可以即刻采取措施控制至正常的。一般分两种情况：高血压急症和高血压次急症。高血压急症：指血压急剧升高伴有急性进行性靶器官（心、脑、肾、眼）损害，舒张压常≥130毫米汞柱，会危及生命，需要立即降压治疗，如高血压患者出现：①脑出血或急性脑梗死。②高血压伴有进行性肾衰竭。③高血压并急性左心衰竭伴肺水肿。④高血压伴急性心肌梗死/不稳定心绞痛。⑤高血压伴急性主动脉夹层。⑥高血压伴子痫。⑦妊娠期严重高血压。⑧嗜铬细胞瘤危象。⑨冠状动脉搭桥术后的高血压。⑩头部外伤后的高血压。高血压患者在急性脑出血或急性脑梗死期血压也不能立即降至正常，在急性期后血压才可降至正常。

高血压次急症也称高血压急迫状态，虽然血压急剧增高但并无心、脑、肾、眼等脏器的损害，对生命威胁不大。病情允许在数小时内将血压降低，可以口服降压药，不一定需要静脉用药。包括以下情况：①先兆子痫。②围手术期高血压。③高血压Ⅲ期，视乳头水肿、进行性其他靶器官损害。④严重高血压合并全身性血管炎。⑤外科有关的高血压，如需即刻手术的高血压、严重围手术期高血压、肾移植后严重高血压。⑥高血压并严重鼻出血。⑦某些药物诱发高血压。过量拟交感神经药物、α激动剂和非选择性β受体阻滞剂相互作用。⑧慢性脊髓损伤伴发作性严重高血压（自律性过高反射综合征）。

33 高血压脑病是怎么回事

高血压脑病常在血压突然升高时发生，主要是在原有的高血压基础上血压突然升高，血压升高可达200～260/140毫米汞柱以上。

高血压脑病怎么产生的呢？当血压急剧升高时，脑血流量短期内会明显增加，脑组织来不及代偿会产生过度的灌注，引起脑水肿和颅内压升高。患者会出现头痛、头晕、烦躁、心悸、恶心、呕吐，病情发展迅速，出现喷射性呕吐、心率过快、呼吸困难、视力障碍、意识模糊、昏迷等。多在高血压患者未按时服药或血压顽固不易控制或遇到突发事件等应激因素时发生，这类患者多有明显的脑动脉硬化，也可在妊娠高血压综合征、肾小球肾炎、肾动脉狭窄、嗜铬细胞瘤等继发性高血压患者身上发生。高血压脑病如不积极抢救，极易导致死亡。

出现这种情况必须及时到医院救治。

34 高血压患者在医院外血压突然升高怎么办

高血压患者如果在医院外血压突然升高时,一定不要惊慌失措,有条件者首先要与专科医生取得联系,仔细询问清楚后采取相应措施。若属高血压急症的范围,要立即到医院进行降压治疗。作为患者平时最好随身带着自己常服的降压药,在医生未到之前,可先自行口服或含服降压药。一般短效药物作用较快,可用尼群地平 10～20 毫克口服,或卡托普利 25～50 毫克口服。但有用药禁忌证和过敏反应者禁用。国外也有报道应用消心痛气雾剂治疗高血压急症效果满意。但不宜用短效硝苯地平(心痛定)含服或嚼服。若同时合并有心绞痛可口服或含化消心痛,高血压同时合并有冠心病的患者,应随身携带这些药品。焦虑和抑郁等精神因素引起的高血压患者,血压常会无缘无故突然升高,这种情况下可以服用佳静安定或其他镇静药物,血压于短时间内也可很快降至正常。

35 血压突然升高（高血压急症）时能用心痛定降压吗

临床上过去习惯用心痛定治疗高血压急症,近年来,陆续有许多报道阐述了这种用法的危害性,应引起我们的注意。高血压急症应用硝苯地平(心痛定)10～20 毫克舌下含化或口服，5～10 分钟可见血压下降，作用可持续 4～6 小时。但应用硝苯地平舌下含化治疗高血压急症，降压速度、幅度、持续时间都难以掌握。虽然舌下含服硝苯地平治疗高血压危象已被广泛应用多年,但一些严重的不良反应也多有报道。若家庭或病房中出现高血压危象时,均不宜含服该药。如因疼痛或膀胱膨胀引起的血压升高,也不宜采用此药。但其缓释制剂应用于救治高血压危象和控制慢性高血压安全、有效和平稳,因此建议应用。

长期严重高血压病人,特别是老年高血压病人有血管器质性病变，器官实质性损害，对血压骤降反应特别敏感，过快过度地降低血压会导致心、脑、肾和视网膜血流量急剧减少而引起失明、昏迷、抽搐、脑梗死、心绞痛、心肌梗死、肾小管坏死等并发症。所以高血压急症治疗应选用作用可靠、容易掌握的药物，如硝普钠、乌拉地尔(压宁定)等，降压幅度要合理，根据治疗前血压水平，在心电、血压监护下应于 2～3 小时内将血压降至平均动脉压 25%左右。

36 高血压患者除了服降压药为什么还需要服用其他药物呢

高血压患者常同时合并一些疾病或心脑血管疾病的危险因素，所以除严格控制血压外，还应积极控制身体内的其他心血管危险因素，这样不但有降低血压的效果，还可同时预防心脑血管并发症的发生，一般根据患者的具体情况常选用以下几种方法治疗：

●抗血小板治疗。如果血压已得到严格的控制，或者患者是冠心病高危的高血压病人，且没有胃肠道和其他部位出血危险，可推荐较小剂量的阿司匹林治疗。国外应用的剂量较大如每日可达 300 毫克，国内一般推荐应用每日 100 毫克。

●降脂治疗。伴有脂质代谢紊乱时，首先应改善生活方式，如减少饱和脂肪酸(建议每日植物油少于 100 克)、减少胆固醇、减轻体重、加强锻炼，避免使用可影响血脂的降压药等。经饮食调控后，胆固醇仍增高者，首选他汀类治疗。三酰甘油增高者，可首选贝特类药物治疗，也可选用其他种类的调血脂药物。

●糖尿病患者还应积极治疗糖尿病，严格控制血糖。

●心绞痛患者应同时治疗心肌缺血，可选用β受体拮抗剂、血管紧张素转换酶抑制剂和硝酸酯类如消心痛等。

●血尿酸增高者，应积极控制饮食，或经控制饮食高尿酸血症得不到改善者，应采取药物治疗降低血尿酸。

●血浆同型半胱氨酸升高者应同时补充叶酸。

37 什么是长效降压药物

为达到平稳控制血压的目的，长效降压药物的开发和应用是降压药物发展的趋势，长效降压药物有两种类型，一种是改变了药物的释放方式，使药物由短效变为长效，另一种是药物本身半衰期长或与受体结合时间长。改变释放方式的长效抗高血压药物有缓释制剂、控释制剂。

●缓释制剂是按一级速率释放药物，即释放的药量是按时间进行，释药量先多（有的药品其释放药物的峰值可能仍然超过理想血药范围）随后为非恒速释放。一般缓释剂型在一次服药后在16～18小时内已低于有效血药浓度范围。

●控释制剂是按0级速率释放药物，即恒速释放药物，即口服后药物平缓释放达到治疗所需的血药浓度范围，药品是在全胃肠系统按时按量主动释放达到血药浓度稳定能发挥到疗效超过18小时。目前长效降压药缓释制剂有硝苯地平缓释片、盐酸维拉帕米缓释片（缓释异搏定）、非洛地平缓释片，长半衰期的药物有氨氯地平，与受体长时间结合的长效药物有乐卡地平、拉西地平、马尼地平等，控释制剂有硝苯地平控释片等。

38　长期服用降压药物会损伤肝肾吗

患者在媒体广告有时会看到这样的广告语"长期服用西药降压药会损伤肝肾"，等等，致使部分患者服用西药降压药忧心忡忡，恐惧药物的副作用而放弃西药治疗。目前用在临床的降压药物均是经过严格的药物临床试验才允许在人体应用的，一般在一种药物上市后还会继续检测临床不良反应，一旦发现服用后会造成严重的不良反应，会立即终止使用并从市场上撤销。目前应用的降压药物均是安全有效、副作用少的，而且经过长期随访研究证实大多数药物具有保护肾脏、心脏、大脑的作用。若某患者确诊高血压而不能长期坚持服用药物，最终肾、心、脑和眼底会出现严重的并发症，这个时期治疗高血压为时已晚。所以高血压患者不要盲目听信广告。

高血压的饮食、运动及禁忌

1 高血压的非药物治疗的具体措施有哪些

高血压的非药物治疗包括生活方式干预，即去除不利于心理和身体健康的行为和习惯。它不仅可以预防或延迟高血压的发生，还可以降低血压，提高降压药物的疗效，从而降低心血管风险。具体措施如下：

(1)减少钠盐摄入：钠盐可显著升高血压以及高血压的发病风险，而钾盐则可对抗钠盐升高血压的作用。我国各地居民的钠盐摄入量均显著高于目前世界卫生组织每日应少于6克的推荐，而钾盐摄入则严重不足，因此，所有高血压患者均应采取各种措施，尽可能减少钠盐的摄入量，并增加食物中钾盐的摄入量。主要措施包括：尽可能减少烹调用盐，建议使用可定量的盐勺；减少味精、酱油等含钠盐的调味品用量；少食或不食含钠盐量较高的各类加工食品，如咸菜、火腿、香肠以及各类炒货；增加蔬菜和水果的摄入量；肾功能良好者，使用含钾的烹调用盐。

(2)控制体重：超重和肥胖是导致血压升高的重要原因之一，而以腹部脂肪堆积为典型特征的中心性肥胖还会进一步增加高血压等心血管与代谢性疾病的风险，适当降低升高的体重，减少体内脂肪含量，可显著降低血压。衡量超重和肥胖最简便和常用的生理测量指标是体质指数{计算公式为：体重(千克)/[身高(米)]^2}和腰围。前者通常反映全身肥胖程度，后者主要反映中心型肥胖程度。成年人正常体质指数为18.5～23.9千克/米^2，在24～27.9千克/米^{2}为超重，提示需要控制体重；在28千克/米^{2}为肥胖，应减重。成年人正常腰围<90/85厘米(男/女)，如腰围90/85厘米(男/女)，同样提示需控制体重；如腰围95/90厘米(男/女)，也应减重。最有效的减重措施是控制能量摄入和增加体力活动。在饮食方面要遵循平衡膳食的原则，控制高热量食物(高脂肪食物、含糖饮料及酒类等)的摄入，适当控制主食(碳水化合物)用量。在运动方面，规律的、中等强度的有氧运动是控制体重的有效方法。减重的速度因人而异，通常以每周减重0.5～1千克为宜。对于非药物措施减重效果不理想的重度肥胖患者，应在医生指导下，使用减肥药物控制体重。

(3)不吸烟：吸烟是一种不健康行为，是心血管病和癌症的主要危险因素之一。被动吸烟也会显著增加心血管疾病危险。吸烟可导致血管损害，显著增加高血压患者发生动脉粥样硬化性疾病的风险。戒烟的益处十分肯定，而且任何年龄戒烟均能获益。烟草依赖是一种慢性成瘾性疾病，不仅戒断困难，复发率也很高。因此，医生应强烈建议并督促高血压患者戒烟，并鼓励患者寻求药物辅助戒烟(使用尼古丁替代品、安非他酮缓释片和伐尼克兰等)，同时也应对戒烟成功者进行随访和监督，避免复吸。

(4)限制饮酒：长期大量饮酒可导致血压升高，限制饮酒量则可显著降低高血压的发病风险。我国男性长期大量饮酒者较多，在畲族等几个少数民族女性也有饮酒的习惯。每日酒精摄入量男性不应超过25克，女性不应超过15克。不提倡高血压患者饮酒，如饮酒，则应少量：白酒、葡萄酒(或米酒)与啤酒的量分别少于50毫升、100毫升、300毫升。

(5)体育运动：一般的体力活动可增加能量消耗，对健康十分有益。而定期的体育锻炼则可产生较好的治疗作用，可降低血压、改善糖代谢等。因此，建议每天应进行适当的30分钟左右的体力活动。而每周则应有1次以上的有氧体育锻炼，如步行、慢跑、骑车、游泳、做健美操、跳舞和非比赛性划船等。典型的体力活动计划包括三个阶段：①5～10分钟的轻度热身活动。②20～30分钟的耐力活动或有氧运动。③放松阶段，约5分钟，逐渐减少用力，使心脑血管系统的反应和身体产热功能逐渐稳定下来。运动的形式和运动量均应根据个人的兴趣、身体状况而定。

2 坚持非药物治疗降压效果如何

若长期坚持非药物治疗降压效果显著，具体内容见表4：

表4 高血压非药物治疗措施及效果

内容	目标	手段措施	收缩压下降范围
减少钠盐摄入	每人每日食盐量逐步降至6克	①日常生活中食盐主要来源为腌制、卤制、泡制的食品以及烹饪用盐，应尽量少用上述食品 ②建议在烹调时尽可能用量具(如盐勺)称量加用的食盐 ③用替代产品，如代用盐、食醋等	2～8毫米汞柱
规律运动	强度：中等量，每周3～5次，每次持续30分钟左右	①运动的形式可以根据自己的爱好灵活选择，步行、快走、慢跑、游泳、气功、太极拳等均可 ②应注意量力而行，循序渐进。运动的强度可通过心率来反映，可参考脉率公式 ③目标对象为没有严重心血管病的患者	4～9毫米汞柱
合理膳食	营养均衡	①食用油，包括植物油(素油)每人＜25克/日 ②少吃或不吃肥肉和动物内脏 ③其他动物性食品也不应超过50～100克/日 ④多吃蔬菜，每日400～500克，水果100克 ⑤每人每周可吃鸡蛋5个 ⑥适量豆制品或鱼类；奶类每日250克	8～14毫米汞柱

续表

内容	目标	手段措施	收缩压下降范围
控制体重	BMI（千克/米^2）＜24；腰围：男性＜90厘米，女性＜85厘米	1.减少总的食物摄入量 2.增加足够的活动量 3.肥胖者若非药物治疗效果不理想，可考虑辅助用减肥药物	5～20毫米汞柱减重10千克
戒烟	彻底戒烟；避免被动吸烟	①宣传吸烟危害与戒烟的益处 ②为有意戒烟者提供戒烟帮助。一般推荐采用突然戒烟法，在戒烟日完全戒烟 ③戒烟咨询与戒烟药物结合 ④公共场所禁烟；避免被动吸烟	
限制饮酒	每天白酒＜50毫升或葡萄酒＜100毫升或啤酒＜300毫升	①宣传过量饮酒的危害；过量饮酒易患高血压 ②高血压患者不提倡饮酒，如饮酒，则少量 ③酗酒者逐渐减量；酒瘾严重者，可借助药物	2～4毫米汞柱

3　高血压的非药物治疗有哪些意义

高血压的非药物治疗有非常重要的意义，可起到以下作用：

（1）控制轻型高血压：轻型高血压占高血压的2/3以上，也有在此血压水平发生心脑血管病的患者，因此降压治疗非常必要。对于合并较多危险因素的患者如吸烟、喝酒、肥胖、缺乏运动、吃蔬菜和水果较少等危险因素的患者，非药物治疗效果非常明显，应该长期坚持。现在多项研究证明，非药物措施治疗轻型高血压有效，部分患者的血压可以降至正常。故非药物措施已被各国公认为治疗轻型高血压的首选或基础治疗。

（2）中度、重度高血压患者的辅助治疗：在此阶段同样可增强降压药物的疗效，减少降压药的剂量。

(3)预防和减少心脑血管疾病的危险因素：积极的非药物治疗过程中心脑血管疾病的危险因素必将随之减少。

(4)高血压的一级预防：在血压正常的人群中非药物治疗措施也是遏制高血压对人类健康危害的一项战略措施。非药物措施在高血压的一级预防中效果好，投入低，且易于推广。

4 长期大量饮酒的人为什么不能突然戒酒

洪依依的父亲每天都大量喝酒，1天至少1瓶白酒，酒都喝了近30年了，现在查出患有高血压，医生说一定要戒酒，但是一定要逐渐戒，不能突然戒酒，这是为什么？

像依依父亲这样长期大量饮酒的人，有少部分人会对酒精产生心理依赖和躯体依赖，发生率约为3.73%。酒精依赖者如果突然停止饮酒或骤然减量会出现以中枢神经系统抑制为主的酒精依赖戒断综合征。如在断酒后6～12小时可出现失眠、焦虑、恐慌等。最严重的症状在戒断后2～3天出现，如全身震颤、失眠、焦虑、恐慌、幻觉以及行为异常。所以长期大量饮酒者，不要突然戒酒或骤然减量，应逐渐减少每次饮酒的量，循序渐进。也可在医生的指导下应用一些药物避免戒断综合征的出现。另外在戒酒期间，心理治疗、补充营养和维生素也很重要。但患者决不可以“有戒断综合征”为理由而放弃戒酒的信心和决心。

5 限制盐的摄入能降低高血压患者的血压吗？限盐还有哪些好处

饮食中钠盐的摄入与血压的升高以及与高血压患病率有密切关系，低钾摄入更加大这一作用。随机对照实验表明，每天钠摄入量减少 82～100 毫克可使收缩压平均降低 4～6 毫米汞柱。限盐前的血压越高，限盐降压的作用越大。低盐饮食也是高血压的基础治疗方法之一，可提高抗高血压药的降压效果，减少降压药物的用量和可能出现的副作用。而对轻度和早期高血压来说，单纯限盐有可能使血压恢复正常。老年患者限盐还可增加减轻体重的降压效果。除了降低血压的治疗需要外，限盐还具有减少利尿剂所致的钾丢失，逆转左室肥厚以及通过降低尿钙以预防骨质疏松及肾结石的作用。

6 高血压患者如何限制盐的摄入

世界卫生组织建议一般人群平均每天摄盐量应控制在 6 克以下，而我国北方人群每天平均摄盐量在 14 克以上，中部地区在 10 克左右，南方为 7～8 克。对于中部和北方地区限盐相对较难，因为每个人的口味的形成和改变都需要一定的时间。若口味较重的人突然将每天摄入的盐减至标准量，可能会引起食欲大减或许会削弱限盐的信心，应采取逐渐减少盐摄入量的方法，人的味觉适应性很强，减盐应循序渐进，一点点地逐渐减少，久而久之就可适应淡的饮食。①提倡烹调时逐渐减少钠盐和含盐调味品（酱油、黄酱、辣椒等）的用量，可用其他不含盐的调味品来代替，并减少腌制食品。②使用小盐勺等有助于烹调时盐的控制。③减少快餐、罐头和熟食品等含盐量高的食品的摄入量。同时应纠正一个错误的观念：吃盐少了人没劲。

7 高血压患者或正常人如何增加钾的摄入

膳食中缺钾与高血压的关系逐渐被研究者重视，2002 年美国高血压健康教育委员会建议应每日摄入钾 120 毫摩尔（4.7 克），大力提倡增加膳食中钾的摄入量，将钾/钠的比值由 0.2 提高到 2.0。我国盐业部门也在生产低钠盐（加入钾盐）而取代普通盐。既然缺钾可引起血压升高，那么高血压患者是否需要购买钾片服用呢？其实没有必要，只要我们每日均衡膳食，注意摄入一定量的各种蔬菜和水果以及五谷杂粮（各种水果加起来每日 400～500 克，各种蔬菜 500 克左右)，就不会缺钾。含钾量较多的水果有香蕉、杏、橙子、哈密瓜、苹果等，蔬菜有马铃薯、菠菜、南瓜、番茄等，此外各种豆类、牛奶、海鱼以及猪、牛瘦肉中均含有较多的钾，自然食物中几乎找不到不含钾的食物，正常人应该平衡膳食，预防高血压发生，高血压患者只要肾脏功能正常，多进些含钾丰富的食物不用担心会引起钾中毒，配合低盐饮食就会起到降低血压加强降压药物的作用。

8 哪些食物里含有看不见的盐

日常生活中除我们肉眼可见的盐外，以下食物中含盐量也很高。

●酱油、番茄酱、辣椒酱、芥末、咖喱等调味品。

●咸菜、酱菜、咸鸭蛋等腌制食品。

●香肠、午餐肉、酱牛肉、烧鸡、方便面等熟食制品，以及味精。

●高钠的添加剂。

●冰冻食品、罐头食品和半成品，这些食品往往含有较高的食盐和添加剂。

●甜品、零食、冰激凌、饮料含钠也很高。

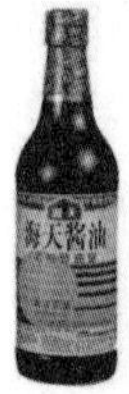

酱油

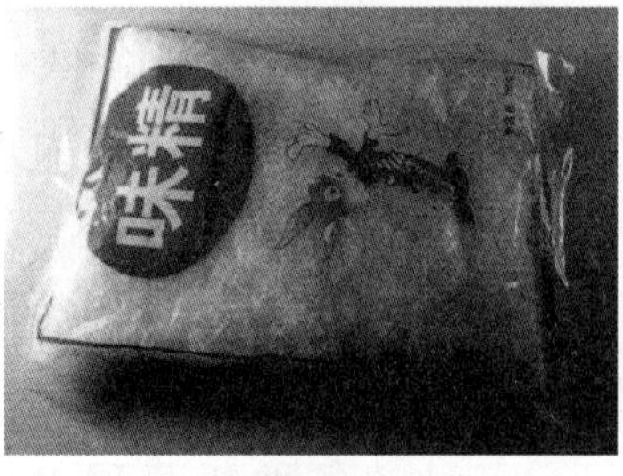

味精

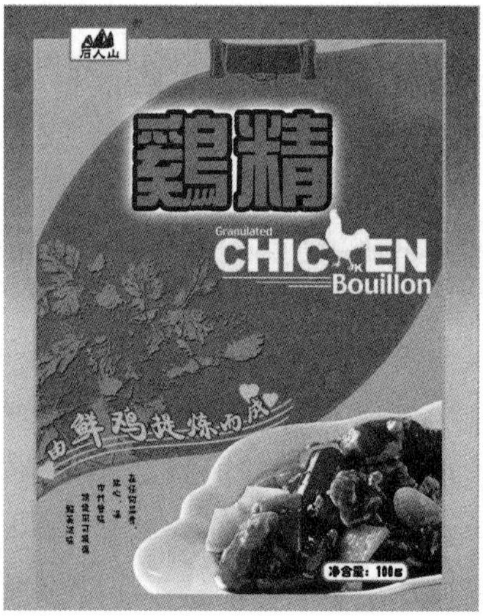

鸡精

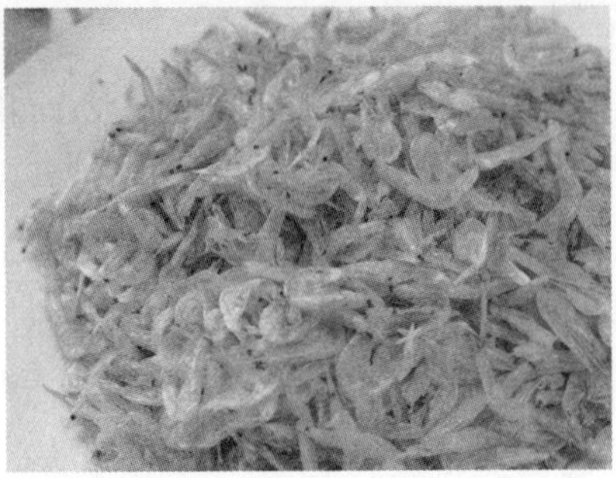

虾皮

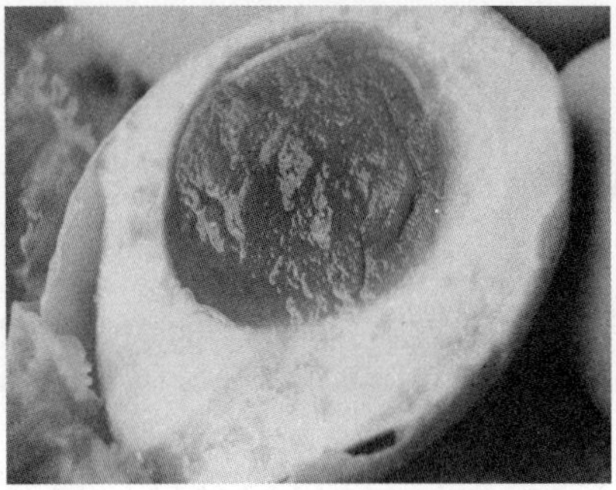

咸鸭蛋

9 哪些食物有降压作用

(1)香菇:研究证实,香菇可降低血内胆固醇,防止动脉硬化和血管变性,是防止心血管疾病的理想食物。

(2)牛奶:含有羟基戊二酸、甲基戊二酸,能抑制人体内胆固醇合成酶的活性,从而抑制胆固醇的合成。此外,牛奶中含有较多的钙,也可降低人体对胆固醇的吸收。

(3)生姜:生姜内含有一种类似水杨酸的有机化合物,该物质的稀溶液是血液的稀释剂和防凝剂,对降血脂、降血压、防止血栓形成有很好的作用。

(4)甲鱼:具有滋阴、进补作用。试验证明,甲鱼能有效地降低高脂饮食后的胆固醇含量。

(5)海带:海带内含有大量的不饱和脂肪酸,能清除附着在血管壁上的胆固醇、海带中的食物纤维,能调理肠胃,促进胆固醇的排泄,控制胆固醇的吸收;海带中钙的含量极为丰富,能降低人体对胆固醇的吸收,降低血压。这三种物质协同作用,其降血脂效果极好,有很高的食疗价值。

(6)苹果:含有极为丰富的果胶,能降低血液中的胆固醇的浓度,还具有防止脂肪聚集的作用。有报告指出,每天吃 1～2 个苹果的人,其血液中的胆固醇含量可降低 10%以上。

(7)燕麦:含极其丰富的亚油酸,占全部不饱和脂肪酸的 35%～52%。维生素 E 的含量也很丰富,而且还含有皂苷素,可以降低血浆胆固醇的浓度。北京 20 余家大医院经过多年的临床研究证实，燕麦的确有明显地降低血清总胆固醇、三酰甘油（甘油三酯）及脂蛋白的作用，并能升高血清高密度脂蛋白。

10　减肥能降低高血压患者的血压吗

魏斌，31 岁，体重 180 千克，身高 1.74 米。在单位组织体检时发现了高血压，非常担心地问医生："我这么年轻就得这病该咋办呢?"医生对他说现在改变生活方式，积极减肥，血压是有可能恢复正常的。

临床中像魏斌这样的患者，通过减肥、运动等方式使血压恢复正常者有不少，因为超重和肥胖是高血压的危险因素之一。减肥适用于所有的高血压肥胖者，为非药物治疗中最明显的方法。平均使血压下降 15%。在超重和肥胖的患者中，体重减少 5 千克，就能降低血压，而且有助于控制伴随的危险因素如胰岛素抵抗、糖尿病、高脂血症和左心室肥厚。有一组试验表明以减肥为主的营养疗法可以在相当一部分需用药物控制的高血压患者中代替药物，即使一部分患者仍需服用降压药，减肥治疗也可以减少药物对一些代谢方面的副作用，如血脂升高等。

11　高血压患者如何减肥

肥胖的原因主要是能量摄入和消耗不平衡，遗传在肥胖中所起的作用占 40%。高血压病人减轻体重可有效地降低血压。对肥胖的高血压者建议如下：

●要想成功地维持体重，首先要指定目标。对许多人来说，强调维持体重是他们的目标。在维持体重期间，增加运动具有决定性的意义。

●最有效地控制体重的技术是自我检测记录，即记录食物和热量摄入，运动情况和体重的变化，也包括行为和目标。自我检测记录可了解自己的饮食方式和习惯，摄入的热量和运动情况，同时也帮助设定目标和评价自己的行为，找出问题所在。

●改变环境。如购买低脂的包装小的食物，餐间桌上不要放食物等。

●改变饮食方式。如每餐不要过饱，吃饭时一定要细嚼慢咽，能坚持做到这一点虽然很不容易，但效果非常好。

●中等强度的运动对减重是有益的。开始运动时，可每周消耗 1 673.6～2 510.4 千焦（即 400～600 千卡）的热量，每周 3 次，每次 20 分钟的散步，逐步增加运动量。

●医务人员和亲朋好友对减肥者要多鼓励，并且给予支持和指导。

12 如何缓解精神压力

各种研究已经证明，精神因素与高血压的关系十分密切，最近美国纽约西奈山医学中心的 Pickering TG 指出，精神压力是高血压和心血管疾病形成的一个致病因素。造成长期精神压力的原因有多种，可以由外部环境所致，如个人与环境之间的相互作用，或个人自身的内部因素而造成。引起精神压力的例子包括地震、工作上的压力，以及对负面影响的处理方式。另外加拿大温哥华市布列颠哥伦比亚大学心理学系 Linden 博士等，最近完成的一项研究结果也表明，个体化减轻精神压力有助于控制原发性高血压。日本地震后，血压升高和心肌梗死致死人数持续增加了数月之久。

工作和生活中我们会经常遇到来自于不同方面的各种压力，适当的压力可以刺激我们采取一些行动，挑战我们自身的能力，帮助我们达到自己认为不可能达到的目标。问题就在于我们怎么处理、安排和缓解工作中的压力而不至于因为压力过大而垮掉，把压力转变为我们行动的动力。应该用积极的态度去面对压力、分散压力和转移压力，体育运动是很好的缓解压力的方法之一，不但可以增强体质，减轻动脉硬化和减重，长期规律的体育运动对控制血压和血糖可起到积极的治疗作用。另外建议找到适合自己的心理医生，定期看心理医生可起到很好地缓解精神压力的作用。

13 高血压患者如何自我调节心理状态

心理健康问题，作为一个全球性的问题，已随着人类逐步迈进现代社会而日益凸显出来。在种种外在因素的合力作用下，一些人就失去了心灵的平衡和宁静。神经精神因素导致的高血压患病率越来越多，在住院高血压患者中合并焦虑和抑郁情绪的患者占20%～30%，甚至有时能高达50%，焦虑和抑郁常是血压难以降至正常的原因。当焦虑和抑郁情绪缓解后血压可随之得以控制。高血压患者能认识到焦虑和抑郁情绪对血压的影响非常重要，可协助医生尽早使血压达标。除了抗抑郁和焦虑药物可改善焦虑和抑郁情绪外，最好的可以根治的方法是心理治疗，但心理治疗的起效缓慢，也需要患者的积极配合。首先要提高自身的认知水平，有条件的患者应该主动要求心理医生给予指导，定期进行心理治疗。当医生明确诊断时，要欣然地接受诊断并积极地配合医生治疗。患者自身需要做的有以下几点：

（1）尝试改变生活方式：①确定一个“放松时段”融入日常生活里。试着养成放松的习惯。②尽可能多做令你感到愉快的事情。③不要让压力积攒起来。④避免劳累过度或接受太多的工作任务。⑤不要躲避令你感到害怕的事情。⑥要学会记住自己的成绩和进步，并会表扬自己。

（2）要学会说不：当别人请求你帮他做事情而给你造成压力时，你通常很难说“不”。考虑一下你是否能够做或者愿意做别人要求你做的事情。如果你不能够或不想做，学会拒绝他人的请求。

（3）要学会放弃和自我激励：世界上的事情总是有“舍”才有“得”，或者说是“舍”了一定会“得”，而“一点都不肯舍”或“样样都想得到”必将事与愿违或一事无成。告诉你自己：“我已经做得很好，对我来说已经足够好了。”

14 得了高血压后还能运动吗？高血压患者适宜的运动方式有哪些

当高血压患者的血压得到控制后，可以积极地参加体育运动。运动是非药物治疗高血压的主要手段，可以调节自主神经，降低交感神经的兴奋性。运动还可以促进血液循环、降低胆固醇的生成。运动能增加食欲，促进肠胃蠕动，预防便秘，更可以燃烧脂肪，增加机体对胰岛素的敏感性，达到减肥的效果。大量事实证明，适当的体育活动对高血压的防治是很有益的。现将高血压患者的几种常用体育运动介绍如下。

(1)散步：适合于各种类型高血压。较长时间的步行后，舒张压可明显下降，症状也可随之改善。散步时间可据患者的生活规律自行选择，可在早晨、黄昏或临睡前进行，时间一般为 15～50 分钟，每日 1～2 次，速度可按每人身体状况而定。到户外空气新鲜的地方去散步，对防治高血压是简单易行的运动方法。

(2)慢跑或长跑：慢跑和长跑的运动量比散步大，适用于轻症患者。高血压患者慢跑时的最高心率每分钟可达 120～136 次，长期坚持锻炼，可使血压平稳下降，脉搏平稳，消化功能增强，症状减轻。跑步时间可由少逐渐增多，以 15～30 分钟为宜。速度要慢，不要快跑。高龄、血压过高者或患有冠心病则不宜长跑，以免发生意外。

(3)太极拳：适用于各期高血压患者。太极拳对防治高血压有显著作用。高血压患者打太极拳有以下好处：第一，太极拳动作柔和，全身肌肉放松能使血管舒张，促进血压下降。第二，打太极拳时用意念引导动作，思想集中，心境宁静，有助于消除精神紧张因素对人体的刺激，有利血压下降。第三，太极拳包含着平衡性与协调性的动作，有助于改善高血压患者动作的平衡性和协调性。太极拳种类繁多，有繁有简，可根据各人状况自己选择。

(4)打球：乒乓球、篮球或各种球类活动对于血压控制良好的患者均是很好的运动方式，运动强度可根据患者的具体情况而定，如果心功能正常，年龄较轻运动强度可较大，老年患者则适合选择门球等运动量较小的球类活动。

(5)游泳:由于游泳项目需要场地和一定的技术,不是所有患者均能进行。游泳可增加肺活量,全身肌肉得到锻炼,活动时关节并不负重,所以该项目特别适用于有关节疾患如腰椎间盘突出、膝关节骨性关节炎的患者。

但高血压患者在进行体育锻炼时,注意一定要在血压控制良好的状况下进行才比较安全,因为运动时血压会进一步升高,为预防发生意外最好在医生建议下进行体育运动。

15 高血压患者如何掌握有氧运动的强度

有氧运动形式可多种多样,如上述的散步、慢跑、太极拳以及体操、骑自行车、打球、拖地等,一般来说高血压患者每周应做消耗3 347.2千焦(即800千卡)的体力活动,若散步的话,相当于每天散步30分钟。不同的患者应掌握不同的运动强度。运动强度的估算如下:

(1)低等强度的运动量:运动时心率达最大心率的40%～60%。

(2)中等强度的运动:运动时心率达最大心率的60%～80%。计算最大心率可用220－年龄,也可180－年龄。如一名50岁的人,最大心率计算方法是“220－50＝170”,想达到中等强度的运动量,运动时心率计算方法是“180－50＝130,或170×(60%～80%)＝102～136”。每次30～45分钟,每周5次的走路,或每次20～30分钟,每周4次的慢跑或骑自行车均属中等强度的运动量。对于有冠心病或冠心病危险因素和症状的人做中等量的运动是安全的。

(3)大强度的运动量:运动时心率大于最大心率的70%。开展这种运动强度前,除了年轻人(男性小于40岁,女性小于50岁)和无危险因素的人,每个人应先做运动试验。危险因素指血胆固醇大于240毫克,收缩压大于160毫米汞柱,舒张压大于90毫米汞柱,吸烟、糖尿病和冠心病阳性家族史(55岁以前患冠心病)。此类人群不可进行大强度运动。若运动后血压急剧升高或出现胸闷、胸痛或晕厥等则不能进行大强度的运动,一般不提倡大强度运动。

16 高血压可以预防吗

高血压是冠心病和脑卒中的危险因素，是人类的头号杀手。近20年来国内外开展的高血压人群防治经验证明高血压不是社会发展的必然，世界上有些人群至今仍与现代生活相隔离并保持较“原始”的生活习惯（如低脂低盐饮食、运动多、无吸烟饮酒习惯和精神压力少等），其高血压患病率很低（约小于1%），且没有明显的随年龄上升的现象。因此高血压流行不是自然规律而是人类生活违背了自然规律后得到的一种“惩罚”。只要认识到这一点并正视它，人类完全可以采取主动来防治高血压。大量的证据也证实采取积极措施可有效预防高血压，笔者在长期临床工作中也观察到有效措施所起到的预防和治疗作用。

高先生，40岁，自己经营一家公司，2008年首次就诊，当时血压190/120毫米汞柱，口服3种降压药物，体重100千克，身高178厘米，每日饮酒约300毫升，每日在餐馆或饭店进餐至少1顿，经过继发性高血压筛查未发现患者体内有引起高血压的疾病，于是重新选择降压药物，联合4种降压药物患者的血压才能够降到（140～150）/（90～100）毫米汞柱，住院期间反复给患者进行健康教育。强调非药物治疗的重要性，出院后患者按照医生的嘱托严格控制自己的饮酒量，每日不超过100毫升，每日跑步0.5～1小时，尽量减少在餐馆就餐的次数，每日增加水果2个，尽量减少盐的摄入，经过1年，患者的体重减少了20千克，血压在2种降压药物控制下降到130/80毫米汞柱，又经过2年患者的体重又减掉5千克，来复查时药物已经减到一种，血压110/70毫米汞柱。患者感到全身轻松，对生活和工作充满信心，医生看到这样的结果也由衷地高兴。这个例子充分说明不健康的生活方式是导致他血压升高的主要原因，未来患者有望全部停掉降压药物。若患者从幼年即开始健康的生活方式可以不患高血压。

17 什么是新的健康观念

导致高血压的危险因素有多种，不仅有生活方式不健康，随着社会竞争的日益加重，神经精神因素在高血压的发病因素中所占的比例有逐渐升高的趋势，要预防高血压首先要树立新的健康观。早在1948年世界卫生组织成立时，在它的宪章中就指出健康的概念，认为“健康乃是一种身体上、心理上和社会上的完满状态而不仅仅是没有疾病和虚弱状态”。认为一个人只有在躯体、心理和社会三个方面的功能都处于完满状态时才算是健康，每一个方面的不足或障碍都能影响其他两个方面而导致疾病的发生。保持一个人生命健康运行的必需条件，如活动与睡眠、饮食与排泄、工作与休息以及性的冲动与发泄等，都通过自身不断地认识、分析并以积极的情绪去协调，使之和谐地实现。充分认识心理因素对健康以及对血压的影响，树立正确的健康新观念，对预防高血压有非常重要的意义。

18 什么是高血压的分级预防

无论是否得了高血压，都有必要采取一定的有效措施预防高血压或采取措施防止高血压进一步加重，不同的人群采取措施的方法和目的不同，这就是高血压的分级预防。

高血压一级预防的目的：第一，找出将来可能要发生高血压的人，即高危人群，在血压未升高前进行预防；第二，对整个社会人群进行预防。高危人群指的是那些具有明显的高血压家族史者，儿童少年时血压即已偏高者及有发生高血压倾向的人如肥胖者。

二级预防是指对已患有高血压的人采取有效的治疗措施，防止高血压的加重或复发。

三级预防是指对重度高血压的救治，以预防其并发症的发生和患者的死亡。三级预防中包括有康复治疗。

附1　常用降压药物

类别	适应证	禁忌证或慎用症	代表药物
利尿剂	①作为一线降压药或与其他降压药联合应用 ②合并充血性心力衰竭 ③老年性高血压 ④单纯收缩期高血压	①合并痛风 ②血脂异常 ③低血钾 ④合并糖尿病 ⑤妊娠 ⑥性功能活跃的年轻男性 （小剂量利尿剂对糖代谢、血电解质和血脂无不良影响）	呋塞米（Furosemide）又名速尿、速尿灵、利尿灵、呋喃苯胺酸、利尿磺胺 氢氯噻嗪（Hydrochlorothiazide，HCTS）又名双氢氯噻嗪、双氢克尿塞 螺内酯（Spironolactone）又名安体舒通、螺旋内酯固醇 氨苯蝶啶（Triamterene）又名三氨蝶啶 吲达帕胺（lndapamide）又名寿比山、钠催离、吲达胺、吲满速尿、伊特安、茚磺苯酰胺
β受体阻滞剂	①作为一线降压药或与其他降压药联合应用 ②合并劳力性心绞痛 ③合并心肌梗死后	①合并支气管哮喘 ②合并慢性阻塞性肺病 ③合并周围血管病 ④合并病窦综合征或Ⅱ一Ⅲ度房室传导阻滞	普萘洛尔（Propranolol）又名心得安、萘心安、恩得来、萘氧丙醇胺 阿替洛尔（Atenolol）又名氨酰心安、天诺敏、阿坦洛尔、苯氧胺 美托洛尔（Metoprolol）又名

续表 1

类别	适应证	禁忌证或慎用症	代表药物
	④合并心力衰竭 ⑤合并快速性心律失常 ⑥年轻高血压患者，尤其伴有交感神经活性增高或高肾素者	⑤合并 1 型糖尿病 ⑥合并高甘油三酯血症 ⑦合并抑郁症	甲氧乙心安、美多心安、美多洛尔、美他新、倍他乐克 倍他洛尔(Betaxolol)又名倍他心安、倍他索洛尔 比索洛尔(Bisoprolol)又名康忻、博苏 阿罗洛尔(ALMARL)又名阿尔马尔 纳多洛尔(nadolol)又名康加多尔、萘羟心安 阿普洛尔(Alprenolol)又名稀丙洛尔、稀丙心安、心得舒 吲哚洛尔(Pindolol)又名吲哚心安、心得静 噻吗洛尔(Timodol)又名噻吗心安 卡维洛尔(Carvedilol)又名卡维地洛、洛德、达利全
钙离子拮抗剂	①作为一线降压药或与其他降压药联合应用 ②合并劳力性或自发性心绞痛 ③合并周围血管病 ④老年型高血压 ⑤单纯收缩期高血压 ⑥合并糖尿病	①妊娠 ②充血性心力衰竭 ③Ⅱ—Ⅲ度房室传导阻滞	硝苯地平(Nifedipine)又名硝苯吡啶、心痛定、利心平、欣乐平、得高宁、爱地清、拜心同、天海力、圣通平、伲福达 尼卡地平(Nicardipine)又名硝苯苄胺啶、佩尔、佩尔地平、卡代耐 尼群地平(Nitrendipine)又名硝苯甲乙吡啶 尼索地平(Nisoldipine)又名硝苯异丙啶、尼尔欣、尼力

续表 2

类别	适应证	禁忌证或慎用症	代表药物
			尼莫地平(Nimodipine)又名硝苯甲氧乙基异丙啶、尼莫同、尼立苏 非洛地平(Felodipine)又名费乐地平、二氯苯吡啶、波依定、康宝得维 氨氯地平(Amlodipine)又名阿莫洛地平、安洛地平、络活喜、欣洛平 左氨氯地平又名施慧达 依拉地平(Isradipine)又名易拉地平、导脉顺、达耐色克 拉西地平(Lacidipine)又名乐息平、三精司乐平 地尔硫䓬(Diltiazem)又名硫氮䓬酮、哈氮䓬、恬尔心、蒂尔丁、奥的镇、合心爽 维拉帕米(Verapamil)又名异搏定、戊脉安、凡拉帕米、异搏停 盐酸乐卡地平(Zanidip)又名再宁平 贝尼地平又名元治
血管紧张素转换酶抑制剂	①作为一线降压药或与其他降压药联合应用 ②合并心力衰竭 ③合并左心室肥厚 ④合并心肌梗死后	①合并妊娠 ②合并双侧肾动脉狭窄 ③合并肾功能不良(血肌酐超过 265.2 微摩尔/升)或高血钾	卡托普利(Captopril)又名甲巯丙脯酸、巯甲丙脯酸、开博通、刻甫定 依那普利(Enalapril)又名恩纳普利、苯丁酯脯酸、苯酯丙脯酸、益压利、悦宁定、开富特

续表 3

类别	适应证	禁忌证或慎用症	代表药物
		④过敏者 ⑤高钾血症	培哚普利(Perindopril)又名哌林多普利、普吲哚酸、雅施达 雷米普利(Ramipril)又名瑞泰 赖诺普利(Lisinopril)又名理苯丁赖脯酸、捷赐瑞、帝益洛 福辛普利(Fosinopril)又名磷诺普利、蒙诺 贝那普利(Benazepril)又名苯那普利、洛丁新 西拉普利(Cilazapril)又名抑平舒 米达普利(Imidapril)又名达爽
血管紧张素Ⅱ受体拮抗剂	①作为一线降压药或与其他降压药联合应用 ②合并心力衰竭 ③合并左心室肥厚 ④合并心肌梗死后 ⑤合并糖尿病 ⑥老年人	①妊娠 ②双侧肾动脉狭窄 ③过敏者 ④高钾血症	氯沙坦(Losartan)又名洛沙坦 缬沙坦(Valsartan)又名代文 厄贝沙坦又名安博维、伊贝沙坦 奥美沙坦又名傲坦 替米沙坦又名美卡素
α_1受体阻滞剂	①对一线药物无效的中度、重度高血压 ②合并前列腺肥大 ③合并糖耐量降低 ④合并冠心病、心力衰竭或血脂异常	①合并体位性低血压 ②合并活动性肝病 ③老年人	哌唑嗪(Prazosin)又名脉宁平 特拉唑嗪(Terazosin)又名四喃唑嗪、高特灵、降压宁、马沙尼 乌拉地尔(Urapidil)又名优匹敌、利喜定、压宁定

续表 4

类别	适应证	禁忌证或慎用症	代表药物
血管扩张剂	对一线药物无效的中度、重度高血压	狼疮综合征	地巴唑(Bendazol) 肼屈嗪(Hydralazine)又名肼苯达嗪、肼酞嗪 双肼屈嗪(DiHydralazine)又名双肼苯达嗪、双肼酞嗪、血压达静 二氮嗪(Diazoxide)又名氯甲苯噻嗪、降压嗪、低压唑 硝普钠(Sodium Nitroprusside) 米诺地尔(minoxidil)又名敏乐啶、长压定
中枢性降压药	对一线药物无效的中度、重度高血压	①合并消化性溃疡;②合并体位性低血压	可乐定(Clonidine)又名氯压定、可乐宁、血压得平、110降压片 甲基多巴(Methyldopa) 利血平(Reserpine)又名血安平、蛇根碱 降压灵(Verticil) 降压平(Resernine)
复方降压药			氯沙坦/氢氯噻嗪(海捷亚) 缬沙坦/氢氯噻嗪(复代文) 培哚普利/吲哒帕胺(百普乐) 氨氯地平/缬沙坦(倍博特) 贝那普利/氢氯噻嗪(依思汀) 替米沙坦/氢氯噻嗪(美嘉素) 厄贝沙坦/氢氯噻嗪(安博诺、依伦平) 北京降压0号 复方降压片 维压静 常药降压片 珍菊降压片

附 2 高血压患者常规血液、尿液检测项目

	项目	正常值	临床意义(与高血压诊断及鉴别诊断有关)	
			升高	降低
血液检查	血红蛋白(Hb)	男性 120～160 克/升 女性 110～150 克/升	可见于阻塞性肺气肿,肺心病,紫绀型先天性心脏病,多囊肾,肾上腺皮质腺瘤,真性红细胞增多症,过量使用促红细胞生成素,严重呕吐、腹泻、慢性肾上腺皮质功能减退症、甲状腺危象等引起脱水造成的相对性增高等	多见于再生障碍性贫血,白血病,溶血性贫血,慢性肾功能衰竭,恶性肿瘤,慢性感染,风湿性疾病等
	红细胞计数(RBC)	男性(4～5.5)$\times10^{12}$万/升 女性(3.5～5)$\times10^{12}$万/升	可见于阻塞性肺气肿,肺心病,紫绀型先天性心脏病,多囊肾,肾上腺皮质腺瘤,真性红细胞增多症,过量使用促红细胞生成素,严重呕吐、腹泻、慢性肾上腺皮质功能减退症、甲状腺危象等引起脱水造成的相对性增高等	多见于再生障碍性贫血,白血病,溶血性贫血,慢性肾功能衰竭,恶性肿瘤,慢性感染,风湿性疾病等

续表 1

项目	正常值	临床意义(与高血压诊断及鉴别诊断有关)	
		升高	降低
血糖(GLU)	全血 4.4～6.7 毫摩尔/升 血浆 3.9～6.1 毫摩尔/升	可见于糖尿病,甲状腺功能亢进,肾上腺皮质功能亢进症,垂体功能亢进症,嗜铬细胞瘤,应用噻嗪类利尿剂,口服避孕药,应激状态,情绪紧张等	可见于胰岛细胞瘤,降糖药物应用过量,急性肝炎,肝癌,有机磷中毒,肾上腺皮质功能减退症,急性酒精中毒等
总胆固醇(CHO)	成人 2.8～5.9 毫摩尔/升 儿童 3.1～5.2 毫摩尔/升	可见于动脉粥样硬化,冠心病,高脂血症,阻塞性黄疸,甲状腺功能减退,糖尿病,类脂性肾病,肾病综合征,高脂饮食等	可见于急性肝坏死,肝硬化,甲状腺功能亢进,营养不良,严重贫血等
三酰甘油(甘油三酯)(TG)	0.56～1.7 毫摩尔/升	可见于动脉粥样硬化,冠心病,原发高脂血症,肥胖症,阻塞性黄疸,严重贫血,甲状腺功能减退,糖尿病,肾病综合征,高脂饮食,长期饥饿,大量饮酒,应用噻嗪类利尿剂等	
高密度脂蛋白胆固醇(HDL—ch)	0.94～2.0 毫摩尔/升	水平与冠心病发病呈负相关	可见于动脉粥样硬化,冠心病,糖尿病,肝损害,肾病综合征等
低密度脂蛋白胆固醇(LDL—ch)	2.07～3.12 毫摩尔/升	多见于 2 型高密度脂蛋白血症,水平与冠心病发病呈正相关	

续表 2

项目	正常值	临床意义(与高血压诊断及鉴别诊断有关)	
		升高	降低
血清钠(Na^+)	135～147 毫摩尔/升	可见于钠盐摄入过多,慢性肾上腺皮质功能亢进症,原发醛固酮增多症,长期使用糖皮质激素等	多见于严重呕吐或腹泻,慢性肾上腺皮质功能减退症,肾功能衰竭,大量应用利尿剂,长期饥饿或无盐饮食等
血清钾(K^+)	成人 3.5～5.1 毫摩尔/升 儿童 3.4～4.7 毫摩尔/升	可见于肾功能衰竭,严重溶血或组织损伤,急性酸中毒,急性组织缺氧,摄入大量钾盐,长期低钠饮食,肾上腺皮质功能减退症,长期应用 ACEI 等	可见于钾盐摄入不足,严重呕吐或腹泻,长期应用排钾利尿剂,肾上腺皮质功能亢进症,醛固酮增多症,棉子油中毒等
血清氯(Cl^-)	98～106 毫摩尔/升	可见于肾功能衰竭,输尿管梗阻,氯化物摄入过多等	多见于严重呕吐或腹泻,慢性肾上腺皮质功能减退症,肾功能衰竭,大量应用利尿剂,长期饥饿或无盐饮食等
尿素氮(BUN)	3.2～7.1 毫摩尔/升	可见于急慢性肾功能衰竭,如原发性肾小球肾炎、肾盂肾炎、间质性肾炎、肾肿瘤等;严重脱水;大量腹水;心力衰竭、高热、上消化道大出血;大面积烧伤;甲状腺功能亢进等	
肌酐(Cr)	男性 53～106 微摩尔/升 女性 44～97 微摩尔/升	肾功能实质性损伤,如晚期肾病患者	

续表 3

项目	正常值	临床意义(与高血压诊断及鉴别诊断有关)	
		升高	降低
尿酸	男性 268～488 微摩尔/升 女性 178～387 微摩尔/升	可见于痛风,多囊肾,肾功能不全,糖尿病,长期应用利尿剂,妊娠等	
肾素▲	卧位:0.07～1.51 纳克/(毫升·小时) 立位:1.95～3.99 纳克/(毫升·小时)	高肾素型原发性高血压,肾动脉狭窄,肾素分泌瘤等	低肾素型原发性高血压、原发性醛固酮增多症
血管紧张素Ⅱ▲	卧位:0.15～97 皮克/毫升 立位:55.3～115.3 皮克/毫升	高肾素型原发性高血压,肾动脉狭窄,肾素分泌瘤等	
醛固酮▲	卧位:59.5～173.9 皮克/毫升 立位:65.2～195.7 皮克/毫升	原发性醛固酮增多症,继发性醛固酮增多症	
血浆游离三甲氧基肾上腺素	90 皮克/毫升	可见于嗜铬细胞瘤,交感神经母细胞瘤、肾上腺髓质增生等	

续表 4

	项目	正常值	临床意义(与高血压诊断及鉴别诊断有关)	
			升高	降低
	血浆游离三甲氧基去甲肾上腺素	200 皮克/毫升	可见于嗜铬细胞瘤,交感神经母细胞瘤、肾上腺髓质增生等	
	多巴胺	0.42～0.09 皮摩尔/毫升	可见于嗜铬细胞瘤,交感神经母细胞瘤、肾上腺髓质增生等	
	肾上腺素	0.72±0.33 皮摩尔/毫升	可见于嗜铬细胞瘤,交感神经母细胞瘤、肾上腺髓质增生等	
	去甲肾上腺素	1.89±0.69 皮摩尔/毫升	可见于嗜铬细胞瘤,交感神经母细胞瘤、肾上腺髓质增生等	
	皮质醇▲	上午 8 点:50～280 纳克/毫升 下午 4 点:22～170 纳克/毫升 晚上 12 点:344.1 纳克/毫升	可见于肾上腺皮质功能亢进症,肾上腺皮质腺瘤或癌,肾上腺性变态综合征,腺垂体功能亢进症等	
尿液检查	蛋白定性	阴性	阳性见于肾炎、肾病、高血压肾功能受损、胡桃夹综合征等	
	红细胞	阴性	大量红细胞见于急性肾炎、肾病或结石等	

▲均为河南省人民医院放免测定正常参考值。

附 3　食物成分含量

食物（每 100 克）	蛋白质（克）	脂肪（克）	膳食纤维（克）	碳水化合物（克）	钠（毫克）	钙（毫克）	铁（毫克）	胆固醇（毫克）
稻米（大米）	7.4	0.8	0.7	77.2	3.8	13	2.3	
方便面	9.5	21.1	0.7	60.9	1 144	25	4.1	
挂面（标准粉）	10.1	0.7	1.6	74.4	15	14	3.5	
挂面（精白粉）	9.6	0.6	0.3	75.7	110.6	21	3.2	
谷子（龙谷）	10.9		3.1	84.8				
黑米（稻米（紫）	9.4	2.5	3.9	68.3	7.1	12	1.6	
花卷	6.4	1		45.6	95	19	0.4	
煎饼	7.6	0.7	9.1	74.7	85.5	9	7	
烤麸	20.4	0.3	0.2	9.1	230	30	2.7	
苦荞麦粉	9.7	2.7	5.8	60.2	2.3	39	4.4	
烙饼（标准粉）	7.5	2.3	1.9	51	149.3	20	2.4	
馒头（蒸，标粉）	7.8	1	1.5	48.3	165.2	18	1.9	

续表 1

食物(每 100 克)	蛋白质(克)	脂肪(克)	膳食纤维(克)	碳水化合物(克)	钠(毫克)	钙(毫克)	铁(毫克)	胆固醇(毫克)
面条(富强粉)(切面)	9.3	1.1	0.4	59.5	1.5	24	2	
面条(干)	11	0.1	0.2	77.5	60.9	8	9.6	
面条(煮,富强粉)	2.7	0.2	0.1	24.2	26.9	4	0.5	
面条(标准粉)(切面)	8.5	1.6	1.5	58	3.4	13	2.6	
米饭(蒸,籼米)	2.5	0.2	0.4	25.6	1.7	6	0.3	
米饭(蒸,粳米)	2.6	0.3	0.2	26	3.3	7	2.2	
米粉(干,细)	8	0.1	0.1	78.2	5.9		1.4	
米粥(粳米)	1.1	0.3	0.1	9.8	2.8	7	0.1	
糯米(江米)	7.3	1	0.8	77.5	1.5	26	1.4	
糯米(籼)	7.9	1.1	0.5	77.5	1.9	14	1.8	
糯谷(早糯)	7.1		1.2	79	4.1	19	3	
糯米(紫红,血糯米)	8.3	1.7	1.4	73.7	4	13	3.9	
荞麦	9.3	2.3	6.5	66.5	4.7	47	6.2	
小麦粉(标准粉)	11.2	1.5	2.1	71.5	3.1	31	3.5	
小麦粉(特一,精粉)	10.3	1.1	0.6	74.6	2.7	27	2.7	

续表 2

食物（每 100 克）	蛋白质（克）	脂肪（克）	膳食纤维（克）	碳水化合物（克）	钠（毫克）	钙（毫克）	铁（毫克）	胆固醇（毫克）
小米	9	3.1	1.6	73.5	4.3	41	5.1	
小米粥	1.4	0.7		8.4	4.1	10	1	
燕麦片	15	6.7	5.3	61.6	3.7	186	7	
油饼	7.9	22.9	2	40.4	572.5	46	2.3	
油条	6.9	17.6	0.9	50.1	585.2	6	1	
玉米（鲜，包谷）	4	1.2	2.9	19.9	1.1		1.1	
玉米罐头（玉米笋）	1.1	0.2	4.9	0	170.9	6	0.1	
玉米面（白）	8	4.5	6.2	66.9	0.5	12	1.3	
玉米面（黄）	8.1	3.3	5.6	69.6	2.3	22	3.2	
玉米糁（黄）	7.9	3	3.6	72	1.7	49	2.4	
玉米粥（即食）	7.2	3.7	0.4	81.9	1.7	11	9	
豆腐	8.1	3.7	0.4	3.8	7.2	164	1.9	
豆腐（内酯豆腐）	5	1.9	0.4	2.9	6.4	17	0.8	
豆腐（南豆腐）	6.2	2.5	0.2	2.4	3.1	116	1.5	
豆腐皮	44.6	17.4	0.2	18.6	9.4	116	30.8	
豆浆	1.8	0.7	1.1	0	3	10	0.5	
豆沙	5.5	1.9	1.7	51	23.5	42	8	
腐乳（白）	10.9	8.2	0.9	3.9	2 460	61	3.8	

续表 3

食物(每 100 克)	蛋白质(克)	脂肪(克)	膳食纤维(克)	碳水化合物(克)	钠(毫克)	钙(毫克)	铁(毫克)	胆固醇(毫克)
腐竹	44.6	21.7	1	21.3	26.5	77	16.5	
黑豆(黑大豆)	36.1	15.9	10.2	23.3	3	224	7	
黄豆(大豆)	35.1	16	15.5	18.6	2.2	191	8.2	
黄豆粉	32.8	18.3	7	30.5	3.6	207	8.1	
绿豆	21.6	0.8	6.4	55.6	3.2	81	6.5	
豌豆	20.3	1.1	10.4	55.4	9.7	97	4.9	
蚕豆(鲜)	8.8	0.4	3.1	16.4	4	16	3.5	
刀豆	3.1	0.2	1.8	5.3	5.9	48	3.2	
豆角	2.5	0.2	2.1	4.6	3.4	29	1.5	
豆角(白)	2.2	0.2	2.6	4.8	9.5	26	0.8	
荷兰豆	2.5	0.3	1.4	3.5	8.8	51	0.9	
黄豆芽	4.5	1.6	1.5	3	7.2	21	0.9	
绿豆芽	2.1	0.1	0.8	2.1	4.4	9	0.6	
毛豆(青豆)	13.1	5	4	6.5	3.9	135	3.5	
四季豆(菜豆)	2	0.4	1.5	4.2	8.6	42	1.5	
芸豆(鲜)	0.8	0.1	2.1	5.3	4	88	1	
百合	3.2	0.1	1.7	37.1	6.7	11	1	
百合(干)	6.7	0.5	1.7	77.8	37.3	32	5.9	
荸荠(马蹄,地栗)	1.2	0.2	1.1	13.1	15.7	4	0.6	
甘薯(红心,山芋,红薯)	1.1	0.2	1.6	23.1	28.5	23	0.5	

续表 4

食物(每 100 克)	蛋白质(克)	脂肪(克)	膳食纤维(克)	碳水化合物(克)	钠(毫克)	钙(毫克)	铁(毫克)	胆固醇(毫克)
胡萝卜(红)	1	0.2	1.1	7.7	71.4	32	1	
姜	1.3	0.6	2.7	7.6	14.9	27	1.4	
姜(子姜,嫩姜)	0.7	0.6	0.9	2.8	1.9	9	0.8	
芥菜头(大头菜水芥)	1.9	0.2	1.4	6	65.6	65	0.8	
芋头(芋艿,毛芋)	2.2	0.2	1	17.1	33.1	36	1	
竹笋	2.6	0.2	1.8	1.8	0.4	9	0.5	
白菜(大白菜)	1.7	0.2	0.6	3.1	89.3	69	0.5	
菠菜(赤根菜)	2.6	0.3	1.7	2.8	85.2	66	2.9	
菜花(花椰菜)	2.1	0.2	1.2	3.4	31.6	23	1.1	
葱头(洋葱)	1.1	0.2	0.9	8.1	4.4	24	0.6	
葱头(白皮,脱水)	5.5	0.4	5.7	76.2	31.7	186	0.9	
榨菜	2.2	0.3	2.1	4.4	4 252.6	155	3.9	
草菇(大黑头细花草)	2.7	0.2	1.6	2.7	73	17	1.3	
大红菇(草质红菇)	24.4	2.8	31.6	19.3	1.7	1	7.5	

续表 5

食物（每 100 克）	蛋白质（克）	脂肪（克）	膳食纤维（克）	碳水化合物（克）	钠（毫克）	钙（毫克）	铁（毫克）	胆固醇（毫克）
冬菇（干，毛柄金线菌）	17.8	1.3	32.3	32.3	20.4	55	10.5	
发菜	22.8	0.8	21.9	36.8	103.3	875	99.3	
海带（干，昆布）	1.8	0.1	6.1	17.3	327.4	348	4.7	
猴头菇（罐装）	2	0.2	4.2	0.7	175.2	19	2.8	
金针菇（智力菇）	2.4	0.4	2.7	3.3	4.3		1.4	
金针菇（罐装）	1		2.5	4.2	238.2	14	1.1	
蘑菇（干）	21	4.6	21	31.7	23.3	127		
蘑菇（鲜，鲜蘑）	2.7	0.1	2.1	2	8.3	6	1.2	
木耳（黑木耳，云耳）	12.1	1.5	29.9	35.7	48.5	247	97.4	
平菇（鲜，糙皮）	1.9	0.3	2.3	2.3	3.8	5	1	
香菇（鲜，香蕈，冬菇）	2.2	0.3	3.3	1.9	1.4	2	0.3	
银耳（白木耳）	10	1.4	30.4	36.9	82.1	36	4.1	
紫菜	26.7	1.1	21.6	22.5	710.5	264	54.9	
芭蕉（甘蕉，板蕉，牙蕉）	1.2	0.1	3.1	25.8	1.3	6	0.3	

续表 6

食物（每 100 克）	蛋白质（克）	脂肪（克）	膳食纤维（克）	碳水化合物（克）	钠（毫克）	钙（毫克）	铁（毫克）	胆固醇（毫克）
菠萝（凤梨，地菠萝）	0.5	0.1	1.3	9.5	0.8	12	0.6	
草莓	1	0.2	1.1	6	4.2	18	1.8	
草莓酱	0.8	0.2	0.2	66.1	8.7	44	2.1	
橙	0.8	0.2	0.6	10.5	1.2	20	0.4	
番石榴（鸡矢果，番桃）	1.1	0.4	5.9	8.3	3.3	13	0.2	
柑	0.7	0.2	0.4	11.5	1.4	35	0.2	
橄榄（白榄）	0.8	0.2	4	11.1		49	0.2	
甘蔗汁	0.4	0.1	0.6	15.4	3	14	0.4	
桂圆（鲜）	1.2	0.1	0.4	16.2	3.9	6	0.2	
桂圆（干，龙眼，圆眼）	5	0.2	2	62.8	3.3	38	0.7	
果丹皮	1	0.8	2.6	77.4	115.5	52	11.6	
海棠果	0.3	0.2	1.8	17.4	0.6	15	0.4	
海棠脯	0.6	0.2	2.2	70.4	200.5	19	3.1	
黑枣（无核，乌枣，软枣）	1.7	0.3	2.6	54.7	6.3	108	1.2	
红果（山里红，大山楂）	0.5	0.6	3.1	22	5.4	52	0.9	
橘（芦柑）	0.6	0.2	0.6	9.7	1.3	45	1.4	
橘（蜜橘）	0.8	0.4	1.4	8.9	1.3	19	0.2	
梨	0.4	0.1	2	7.3	3.9	11		

续表 7

食物（每 100 克）	蛋白质（克）	脂肪（克）	膳食纤维（克）	碳水化合物（克）	钠（毫克）	钙（毫克）	铁（毫克）	胆固醇（毫克）
荔枝(鲜)	0.9	0.2	0.5	16.1	1.7	2	0.4	
芒果(抹猛果,望果)	0.6	0.2	1.3	7	2.8		0.2	
柠檬	1.1	1.2	1.3	4.9	1.1	101	0.8	
柠檬汁	0.9	0.2	0.3	5.2	1.2	24	0.1	
枇杷	0.8	0.2	0.8	8.5	4	17	1.1	
苹果	0.2	0.2	1.2	12.3	1.6	4	0.6	
苹果脯	0.6	0.1	1.6	83.3	12.8	9	1.6	
葡萄	0.5	0.2	0.4	9.9	1.3	5	0.4	
葡萄干	2.5	0.4	1.6	81.8	19.1	52	9.1	
人参果	0.6	0.7	3.5	17.7	7.1	13	0.2	
桑葚	1.7	0.4	4.1	9.7	2	37	0.4	
柿	0.4	0.1	1.4	17.1	0.8	9	0.2	
柿饼	1.8	0.2	2.6	60.2	6.4	54	2.7	
石榴(红粉皮石榴)	1.3	0.1	4.9	14.5	0.8	16	0.2	
桃	0.9	0.1	1.3	10.9	5.7	6	0.8	
桃脯	1.4	0.4	2.4	75.2	243	96	10.4	
无花果	1.5	0.1	3	13	5.5	67	0.1	
香蕉	1.4	0.2	1.2	20.8	0.8	7	0.4	
杏	0.9	0.1	1.3	7.8	2.3	14	0.6	
杨梅(树梅,山杨梅)	0.8	0.2	1	5.7	0.7	14	1	

续表 8

食物（每100克）	蛋白质（克）	脂肪（克）	膳食纤维（克）	碳水化合物（克）	钠（毫克）	钙（毫克）	铁（毫克）	胆固醇（毫克）
桃（杨桃）	0.6	0.2	1.2	6.2	1.4	4	0.4	
椰子	4	12.1	4.7	26.6	55.6	2	1.8	
樱桃	1.1	0.2	0.3	9.9	8	11	0.4	
柚（文旦）	0.8	0.2	0.4	9.1	3	4	0.3	
枣（鲜）	1.1	0.3	1.9	28.6	1.2	22	1.2	
枣（干）	3.2	0.5	6.2	61.6	6.2	64	2.3	
猕猴桃（中华猕猴桃，羊桃）	0.8	0.6	2.6	11.9	10	27	1.2	
白果	13.2	1.3		72.6	17.5	54	0.2	
核桃（干，胡桃）	14.9	58.8	9.5	9.6	6.4	56	2.7	
花生（生，落花生，长生果）	12.1	25.4	7.7	5.2	3.7	8	3.4	
花生（炒）	21.9	48	6.3	17.3	34.8	47	1.5	
肠（大腊肠）	12.9	20.1		8.6	1 099.1	24	1.5	
肠（大肉肠）	12	22.9		4.6	1 370.4	67	3.1	72
肠（火腿肠）	14	10.4		15.6	771.2	9	4.5	57
肠（腊肠）	22	48.3		15.3	1 420	24	3.2	88
肠（香肠）	24.1	40.7		11.2	2 309.2	14	5.8	82
肠（猪肉香肠，罐头）	7.9	28.1		1.3	874.3	6	0.6	
叉烧肉	23.8	16.9		7.9	818.8	8	2.6	68

续表 9

食物（每 100 克）	蛋白质（克）	脂肪（克）	膳食纤维（克）	碳水化合物（克）	钠（毫克）	钙（毫克）	铁（毫克）	胆固醇（毫克）
方腿	16.2	5		1.9	424.5	1	3	45
狗肉	16.8	4.6		1.8	47.4	52	2.9	62
火腿（金华火腿）	16.4	28		0	233.4	9	2.1	98
酱驴肉	31.4	11.9		3.2	869.2	20	4	116
酱牛肉	31.4	11.9		3.2	869.2	20	4	76
酱羊肉	25.4	13.7		11.8	937.8	43	4.1	92
腊肉（培根）	22.3	9		2.6	51.2	2	2.4	46
卤猪杂	24.6	4.8		11	881.4	14	3	208
马肉	20.1	4.6		0.1	115.8	5	5.1	84
牛大肠	11	2.3		0.4	28	12	2	124
牛肚	14.5	1.6		0	60.6	40	1.8	104
牛肉（肥瘦）	18.1	13.4		0	57.4	8	3.2	84
牛肉（瘦）	20.2	2.3		1.2	53.6	9	2.8	58
兔肉	19.7	2.2		0.9	45.1	12	2	59
午餐肉	9.4	15.9		12	981.9	57		56
羊肚	12.2	3.4		1.8	66	38	1.4	124
羊肺	16.2	2.4		2.5	146.2	12	7.8	319
羊肝	17.9	3.6		7.4	123	8	7.5	349
羊脑	11.3	10.7		0.1	151.8	61		2004
羊肉（瘦）	20.5	3.9		0.2	69.4	9	3.9	60
羊肉（熟）	23.2	13.8		0	408	13	1.9	88
猪肚	15.2	5.1		0.7	75.1	11	2.4	165

续表 10

食物（每 100 克）	蛋白质（克）	脂肪（克）	膳食纤维（克）	碳水化合物（克）	钠（毫克）	钙（毫克）	铁（毫克）	胆固醇（毫克）
猪肺	12.2	3.9		0.1	81.4	6	5.3	290
猪肝	19.3	3.5		5	68.6	6	22.6	288
猪脑	10.8	9.8		0	130.7	30	1.9	2571
猪肉（肥，瘦）	13.2	37		2.4	59.4	6	1.6	80
猪肉(脊背，里脊)	20.2	7.9		0.7	43.2	6	1.5	81
猪肉（肋条肉）	9.3	59		0	80	6	1	98
猪肉(瘦)	20.3	6.2		1.5	57.5	6	3	81
猪肾（猪腰子）	15.4	3.2		1.4	134.2	12	6.1	354
猪蹄(爪尖)	22.6	20	0	3	33	1.1		192
鹌鹑	20.2	3.1		0.2	48.4	48	2.3	157
扒鸡	29.6	11		0	1 000.7	31	2.9	211
北京烤鸭	16.6	38.4		6	83	35	2.4	91
鹅	17.9	19.9		0	58.8	4	3.8	74
鹅肝	15.2	3.4		9.3	70.2	2	7.8	285
鸽	16.5	14.2		1.7	63.6	30	3.8	99
鸡	19.3	9.4		1.3	63.3	9	1.4	106
鸡肝	16.6	4.8		2.8	92	7	12	356
鸡血	7.8	0.2		4.1	208	10	25	170
鸡爪	23.9	16.4		2.7	169	36	1.4	103

续表 11

食物（每 100 克）	蛋白质（克）	脂肪（克）	膳食纤维（克）	碳水化合物（克）	钠（毫克）	钙（毫克）	铁（毫克）	胆固醇（毫克）
鸡肫（鸡胗）	19.2	2.8		4	74.8	7	4.4	174
鸭	15.5	19.7		0.2	69	6	2.2	94
盐水鸭（熟）	16.6	26.1		2.8	1 557.5	10	0.7	81
炸鸡	20.3	17.3		10.5	755	109	2.2	198
白脱（食用，牛油、黄油）		82.7		0	18	1	1	152
冰激凌粉	14.5	3.5		76.7	180.6	539	1.2	86
黄油	1.4	98.8		0	40.3	35	0.8	296
奶酪（干酪）	25.7	23.5		3.5	584.6	799	2.4	11
奶油	2.5	78.6		0.7	29.6	1	0.7	168
牛乳	3	3.2		3.4	37.2	104	0.3	15
牛乳粉（全脂）	20.1	21.2		51.7	260.1	676	1.2	110
牛乳粉（全脂，速溶）	19.9	18.9		54	247.6	659	2.9	71
牛乳粉（婴儿奶粉）	19.8	15.1		57	9.4	998	5.2	91
酸奶	2.5	2.7		9.3	39.8	118	0.4	15
羊乳（鲜）	1.5	3.5		5.4	20.6	82	0.5	31
鹌鹑蛋	12.8	11.1		2.1	106.6	47	3.2	515
鹌鹑蛋（五香罐头）	11.6	11.7		0	711.5	157	2.6	480

续表 12

食物（每 100 克）	蛋白质（克）	脂肪（克）	膳食纤维（克）	碳水化合物（克）	钠（毫克）	钙（毫克）	铁（毫克）	胆固醇（毫克）
鹅蛋	11.1	15.6		2.8	90.6	34	4.1	704
鸡蛋（白皮）	12.7	9		1.5	94.7	48	2	585
鸡蛋（红皮）	12.8	11.1		1.3	125.7	44	2.3	585
鸡蛋白	11.6	0.1		3.1	79.4	9	1.6	
鸡蛋黄	15.2	28.2		3.4	54.9	112	6.5	1 510
松花蛋（鸡）	14.8	10.6		5.8		26	3.9	595
松花蛋（鸭，皮蛋）	14.2	10.7		4.5	542.7	63	3.3	608
鸭蛋	12.6	13		3.1	106	62	2.9	565
鲍鱼（杂色鲍）	12.6	0.8		6.6	2 011.7	266	22.6	242
鲍鱼（干）	54.1	5.6		13.7	2 316.2	143	6.8	
干贝	55.6	2.4		5.1	306.4	77	5.6	348
海参	50.2	4.8		4.5	4 967.8		9	62
海蜇皮	3.7	0.3		3.8	325	150	4.8	8
海蜇头	6	0.3		11.8	467.7	120	5.1	10
蛤蜊	5.8	0.4		1.1	317.3	138	2.9	156
墨鱼	15.2	0.9		3.4	165.5	15	1	226
牡蛎	5.3	2.1		8.2	462.1	131	7.1	100
生蚝	10.9	1.5		0	270	35	5.5	94
乌贼（鲜，枪乌贼，台湾枪乌贼）	17.4	1.6		0	110	44	0.9	268

续表 13

食物(每 100 克)	蛋白质(克)	脂肪(克)	膳食纤维(克)	碳水化合物(克)	钠(毫克)	钙(毫克)	铁(毫克)	胆固醇(毫克)
鲜贝	15.7	0.5		2.5	120	28	0.7	116
鱿鱼(干,台湾枪乌贼)	60	4.6		7.8	965.3	87	4.1	871
鱿鱼(水浸)	18.3	0.8		0	134.7	43	0.5	
白米虾(水虾米)	17.3	0.4		2	90.7	403	2.1	103
对虾	18.6	0.8		2.8	165.2	62	1.5	193
蛋糕	8.6	5.1	0.4	66.7	67.8	39	2.5	
茯苓夹饼	4.4	0.4	6.5	77.8	103.4	65	5.7	
灌肠	0.2	0.3	0.3	32.5	12.5	11	5.8	
核桃薄脆	9.8	24.6	6.2	54.9	251.3	54	4.4	
江米条	5.7	11.7	0.4	77.7	46.5	33	2.5	
金钱酥	11.4	23.1		62.4	60	508	8.8	107
开口笑(麻团)	8.4	30	3.1	52.2	68.2	39	4.4	
绿豆糕	12.8	1	1.2	72.2	11.6	24	7.3	
栗羊羹	3.7	0.6	0.8	70.1	6.1	80	0.9	
麻花	8.3	31.5	1.5	51.9	99.2	26		
面包	8.3	5.1	0.5	58.1	230.4	49	2	
年糕	3.3	0.6	0.8	33.9	56.4	31	1.6	
热干面	4.2	2.4	0.2	28.5	165.8	67	2.8	
三刀蜜	4.1	10.5	1.4	67.9	20	97	4.6	56
烧饼	11.5	9.9	2.5	47.6	84.1	40	6.9	

续表 14

食物（每 100 克）	蛋白质（克）	脂肪（克）	膳食纤维（克）	碳水化合物（克）	钠（毫克）	钙（毫克）	铁（毫克）	胆固醇（毫克）
烧卖	9.2	11	2.3	25.6		10	2.1	
汤包	8.1	11.6		25.2	219	18	3.5	21
桃酥	7.1	21.8	1.1	64	7.73	33.9	48	
小豆粥	1.2	0.4	0.6	13.1	62.3	13	0.6	
油茶	2.4	0.9	0.9	19.1	19.6	22	1.1	
月饼（豆沙）	8.2	13.6	3.1	62.5	22.4	64	3.1	
月饼（五仁）	8	16	3.9	60.1	18.5	54	2.8	
月饼（枣泥）	7.1	15.7	1.4	63.5	24.3	66	2.8	
炸糕	6.1	12.3	1.2	36.1	96.6	24	2.4	
冰川可乐				11.2	11.4		0.1	
冰激凌	2.4	5.3		17.3	54.2	126	0.5	51
冰砖	2.9	6.8		20	43.5	140	0.4	35
萝卜	0.8	0.1	0.6	4	60	56	0.3	
马铃薯（土豆，洋芋）	2	0.2	0.7	16.5	2.7	8	0.8	
藕（莲藕）	1.9	0.2	1.2	15.2	44.2	39	1.4	
山药（干）	9.4	1	1.4	69.4	104.2	62	0.4	
大葱（鲜）	1.7	0.3	1.3	5.2	4.8	29	0.7	
大蒜（蒜头）	4.5	0.2	1.1	26.5	19.6	39	1.2	
冬寒菜（冬苋菜，冬葵）	3.9	0.4	2.2	2.7	14	82	2.4	
胡萝卜缨	1.7	0.4		15.7	74.6	350	8.1	

续表 15

食物（每 100 克）	蛋白质（克）	脂肪（克）	膳食纤维（克）	碳水化合物（克）	钠（毫克）	钙（毫克）	铁（毫克）	胆固醇（毫克）
茴香菜（小茴香）	2.5	0.4	1.6	2.6	186.3	154	1.2	
茭白	1.2	0.2	1.9	4	5.8	4	0.4	
韭菜	2.4	0.4	1.4	3.2	8.1	42	1.6	
荠菜（野荠）	0.7	0.2	1.2	1.5	109.4	89	1.1	
芹菜（白茎，旱芹、药芹）	0.8	0.1	1.4	2.5	73.8	48	0.8	
芹菜（茎）	1.2	0.2	1.2	3.3	159	80	1.2	
芹菜（水芹菜）	1.4	0.2	0.9	1.3	40.9	38	6.9	
芹菜（叶）	2.6	0.6	2.2	3.7	83	40	0.6	
生菜	1.3	0.3	0.7	1.3	32.8	34	0.9	
蒜（小蒜）	1	0.4	2	5.7	17.2	89	1.2	
蒜黄	2.5	0.2	1.4	2.4	7.8	24	1.3	
蒜苗（蒜薹）	2.1	0.4	1.8	6.2	5.1	29	1.4	
蕹菜（空心菜）	2.2	0.3	1.4	2.2	94.3	99	2.3	
苋菜（青，绿苋菜）	2.8	0.3	2.2	2.8	32.4	187	5.4	
苋菜（紫，紫苋菜，红苋）	2.8	0.4	1.8	4.1	42.3	178	2.9	
香椿（香椿头）	1.7	0.4	1.8	9.1	4.6	96	3.9	

续表 16

食物（每100克）	蛋白质（克）	脂肪（克）	膳食纤维（克）	碳水化合物（克）	钠（毫克）	钙（毫克）	铁（毫克）	胆固醇（毫克）
小白菜（青菜，白菜）	1.5	0.3	1.1	1.6	73.5	90	1.9	
小葱	1.6	0.4	1.4	3.5	10.4	72	1.3	
西兰花（绿菜花）	4.1	0.6	1.6	2.7	18.8	67	1	
油菜	1.8	0.5	1.1	2.7	55.8	108	1.2	
油菜（脱水）	7.6	0.6	8.6	65.7	405.3	596	19.3	
圆白菜（甘蓝，卷心菜）	1.5	0.2	1	3.6	27.2	49	0.6	
芫荽（香菜，香荽）	1.8	0.4	1.2	5	48.5	101	2.9	
榆钱	4.8	0.4	4.3	3.3	0.7	62	7.9	
冬瓜	0.4	0.2	0.7	1.9	1.8	19	0.2	
哈密瓜	0.5	0.1	0.2	7.7	26.7	4		
黄瓜（胡瓜）	0.8	0.2	0.5	2.4	4.9	24	0.5	
葫芦（长瓜，蒲瓜，瓠瓜）	0.7	0.1	0.8	2.7	0.6	16	0.4	
金瓜	0.5	0.1	0.7	2.7	0.9	17	0.9	
苦瓜（凉瓜，癞葡萄）	1	0.1	1.4	3.5	2.5	14	0.7	
木瓜	0.4	0.1	0.8	6.2	28	17	0.2	
南瓜（饭瓜番瓜，倭瓜）	0.7	0.1	0.8	4.5	0.8	16	0.4	
丝瓜	1	0.2	0.6	3.6	2.6	14	0.4	

续表 17

食物（每 100 克）	蛋白质（克）	脂肪（克）	膳食纤维（克）	碳水化合物（克）	钠（毫克）	钙（毫克）	铁（毫克）	胆固醇（毫克）
甜瓜（香瓜）	0.4	0.1	0.4	5.8	8.8	14	0.7	
西瓜（寒瓜）	0.6	0.1	0.3	5.5	3.2	8	0.3	
西瓜（郑州3号）	0.6	0.1	0.2	5.5	2.4	4	0.2	
西葫芦	0.8	0.2	0.6	3.2	5	15	0.3	
茄子（长）	1	0.1	1.9	3.5	6.4	55	0.4	
青椒（灯笼椒，柿子椒，大椒）	1	0.2	1.4	4	3.3	14	0.8	
番茄（西红柿，番柿）	0.9	0.2	0.5	3.5	5	10	0.4	
番茄酱（罐头）	4.9	0.2	2.1	14.8	37.1	28	1.1	
辣椒（红尖，干）	15	12	41.7	11	1.8	12	6	
辣椒（红小）	1.3	0.4	3.2	5.7	2.6	37	1.4	
辣椒（尖，青）	1.4	0.3	2.1	3.7	2.2	15	0.7	
茄子	1.1	0.2	1.3	3.6	5.4	24	0.5	
八宝菜（酱）	4.6	1.4	3.2	10.2	2 843.2	110	4.8	
菜干（芥菜）	13.3	0.8	27.4	20.1	3 333			
大头菜（酱）	2.4	0.3	2.4	6	4 623.7	77	6.7	
大头菜（五香）	4.6	0.2	4.5	7				

续表 18

食物（每 100 克）	蛋白质（克）	脂肪（克）	膳食纤维（克）	碳水化合物（克）	钠（毫克）	钙（毫克）	铁（毫克）	胆固醇（毫克）
黄瓜（酱黄瓜）	3	0.3	1.2	2.2	3 769.5	52	3.7	
酱包瓜	4.7		2.8	22	2 523.2	15	4.2	
萝卜（酱）	3.5	0.4	1.3	3.2	6 880.8	102	3.8	
萝卜干	3.3	0.2	3.4	11.2	4 203	53	3.4	
雪里红（腌，腌雪里红）	2.4	0.2	2.1	3.3	3 304.2	294	5.5	
花生仁（生）	25	44.3	5.5	16	3.6	39	2.1	
葵花子（生）	23.9	49.9	6.1	13	5.5	72	5.7	
栗子（鲜，板栗）	4.2	0.7	1.7	40.5	13.9	17	1.1	
南瓜子仁	33.2	48.1	4.9	0	20.6	16	1.5	
松子（生）	12.6	62.6	12.4	8.6		3	5.9	
松子仁	13.4	70.6	10	2.2	10.1	78	4.3	
西瓜子仁	32.4	45.9	5.4	3.2	9.4		4.7	
榛子（干）	20	44.8	9.6	14.7	4.7	104	6.4	
鸭蛋（咸）	12.7	12.7		6.3	2 706.1	118	3.6	647
鸭蛋白	9.9			1.8	71.2	18	0.1	
鸭蛋黄	14.5	33.8		4	30.1	123	4.9	1 576
鲅鱼（马鲛鱼，燕鲅鱼，巴鱼）	21.2	3.1		2.2	74.2	35	0.8	75
鳊鱼（鲂鱼，武昌鱼）	18.3	6.3		1.2	41.1	89	0.7	94

续表 19

食物(每 100 克)	蛋白质(克)	脂肪(克)	膳食纤维(克)	碳水化合物(克)	钠(毫克)	钙(毫克)	铁(毫克)	胆固醇(毫克)
杏仁	24.7	44.8	19.2	2.9	7.1	71	1.3	
草鱼(白鲩,草包鱼)	16.6	5.2		0	46	38	0.8	86
鲳鱼(平鱼,银鲳,刺鲳)	18.5	7.8		0	62.5	46	1.1	77
赤眼鳟(金目鱼)	18.1	5		0	87	59	6.4	121
大黄鱼(大黄花鱼)	17.7	2.5		0.8	120.3	53	0.7	86
带鱼(白带鱼,刀鱼)	17.7	4.9		3.1	150.1	28	1.2	76
大麻哈鱼(大马哈鱼)	17.2	8.6		0		13	0.3	101
鳜鱼(桂鱼)	19.9	4.2		0	68.6	63	1	124
黄鳝(鳝鱼)	18	1.4		1.2	70.2	42	2.5	126
黄鳝(鳝丝)	15.4	0.8		0	131	57	2.8	
金线鱼(红三鱼)	18.6	2.9		0	118	102	1.4	54
鲚鱼(大凤尾鱼)	13.2	5.5		0.8	53.1	114	1.7	93
鲚鱼(小凤尾鱼)	15.5	5.1		4	38.5	78	1.6	
海鳗(海鳗鱼,鲫勾)	18.8	5		0.5	95.8	28	0.7	71

续表 20

食物（每 100 克）	蛋白质（克）	脂肪（克）	膳食纤维（克）	碳水化合物（克）	钠（毫克）	钙（毫克）	铁（毫克）	胆固醇（毫克）
鲫鱼（喜头鱼，海鲋鱼）	17.1	2.7		3.8	41.2	79	1.3	130
罗非鱼	18.4	1.5		2.8	19.8	12	0.9	78
鲈鱼（鲈花）	18.6	3.4		0	144.1	138	2	86
鳗鲡（鳗鱼，河鳗）	18.6	10.8		2.3	58.8	42	1.5	177
泥鳅	17.9	2		1.7	74.8	299	2.9	136
鲆（片口鱼，比目鱼）	20.8	3.2		0	66.7	55	1	
鲨鱼（青鲨，白斑角鲨）	22.2	3.2		0	102.2	41	0.9	70
蛇鲻（沙丁鱼，沙鲻）	19.8	1.1		0	91.5	184	1.4	86
乌鳢（黑鱼，石斑鱼，生鱼）	19.5	1.2		0	48.8	152	0.7	91
鳕鱼（明太鱼）	20.4	0.5		0.5	130.3	42	0.5	114
鳐鱼（夫鱼）	20.8	0.7		0	130	22	0.6	48
银鱼（面条鱼）	17.2	5.6		0	8.6	46	0.9	361
鱼子酱（大麻哈鱼）	10.9	16.8		14.4		23	2.8	486
鳟鱼（虹鳟鱼）	18.6	2.6		0.2	110	34		102

续表 21

食物（每 100 克）	蛋白质（克）	脂肪（克）	膳食纤维（克）	碳水化合物（克）	钠（毫克）	钙（毫克）	铁（毫克）	胆固醇（毫克）
河虾	16.4	2.4		0	138.8	325	4	240
基围虾	18.2	1.4		3.9	172	83	2	181
龙虾	18.9	1.1		1	190	21	1.3	121
虾米（海米）	43.7	2.6		0	4 891.9	555	11	525
虾皮	30.7	2.2		2.5	5 057.7	991	6.7	428
蟹（海蟹）	13.8	2.3		4.7	260	208	1.6	125
蟹（河蟹）	17.5	2.6		2.3	193.5	126	2.9	267
蟹肉	11.6	1.2		1.1	270	231	1.8	65
菜子油		99.9		0	7	9	3.7	
大麻油		99.9		0	1.5	15	3.1	
豆油		99.9		0	4.9	13	2	
花生油		99.9		0	3.5	12	2.9	
葵花子油		99.9		0	2.8	2	1	
棉子油		99.8		0.1	4.5	17	2	
色拉油		99.8		0	5.1	18	1.7	
玉米油		99.2		0.5	1.4	1	1.4	
芝麻油（香油）		99.7		0.2	1.1	9	2.2	
棕榈油		100		0	1.3		3.1	
饼干（奶油）	8.5	13.1	1	69.2	196.4	49	2.1	81
饼干	9	12.7	1.1	70.6	204.1	73	1.9	81
饼干（曲奇饼）	6.5	31.6	0.2	58.9	174.6	45	1.9	81

食物（每 100 克）	蛋白质（克）	脂肪（克）	膳食纤维（克）	碳水化合物（克）	钠（毫克）	钙（毫克）	铁（毫克）	胆固醇（毫克）
橘子汁		0.1		29.6	18.6	4	0.1	
汽水（特制）				10.5	5.8	8	0.1	
汽水（特制柠檬汽水）				12.5	4.4	8	0.1	
杏仁露	0.9	1.1		8.1	9.2	4		
棉花糖	4.9			75.3	94.6	19		
巧克力	4.3	40.1	1.5	51.9	111.8	111	1.7	
粉条	0.5	0.1	0.6	83.6	9.6	35	5.2	
醋	2.1	0.3		4.9	262.1	17	6	
豆瓣酱	13.6	6.8	1.5	15.6	6 012	53	16.4	
豆豉（五香）	24.1		5.9	36.8	263.8	29	3.7	
黄酱（大酱）	12.1	1.2	3.4	17.9	3 606.1	70	7	
花生酱	6.9	53	3	22.3	2 340	67	7.2	
酱油	5.6	0.1	0.2	9.9	5 757	66	8.6	
芥末	23.6	29.9	7.2	28.1	7.8	656	17.2	
韭菜花（腌）	1.3	0.3	1	1.8	5 184	76	5.3	
辣酱（豆瓣辣酱）	3.6	2.4	7.2	5.7	1 268.7	207	5.3	
甜面酱	5.5	0.6	1.4	27.1	2 097.2	29	3.6	
味精	40.1	0.2		26.5	21 053	100	1.2	
盐					25 127.2	22	1	
芝麻酱	19.2	52.7	5.9	16.8		1 170	9.8	
田鸡（青蛙）	20.5	1.2		0	11.8	127	1.5	40

续表 23

食物（每 100 克）	蛋白质（克）	脂肪（克）	膳食纤维（克）	碳水化合物（克）	钠（毫克）	钙（毫克）	铁（毫克）	胆固醇（毫克）
蝎子	26.2	4.7		7.5	115.7	120	30.8	207
芝麻（白）	18.4	39.6	9.8	21.7	32.2	620	14.1	
芝麻（黑）	19.1	46.1	14	10	8.3	780	22.7	
二锅头（58%）					0.5	1	0.1	
小麦酒（50%）					0.3			
白葡萄酒（11%）	0.1				2.8	23		
红葡萄酒（11.6%）					0.7		0.2	
黄酒	1.4				19	104	0.5	
酒酿原汁（江米酒）	1.6				1	16	0.1	
北京啤酒（5.4%）	0.4							
啤酒（5.5%）					8.3	4	0.1	

本表摘自《中国食物成分表》第 2 版。

附 4　高尿酸血症及痛风患者的食物选择

食物类别	可吃(0～25 毫克嘌呤/100 千克)	宜限量(25～150 毫克嘌呤/100 千克)	不可吃(>150 毫克嘌呤/100 千克)
主食类	糯米、白米、糙米、小麦、燕麦、麦片、面粉、面线、通心粉、玉米、小米、马铃薯、高粱、甘薯、芋、冬粉、荸荠		
奶、豆	薏苡仁、奶粉	黄豆干、绿豆、红豆、花豆、黑豆	黄豆
肉类	鸡蛋、鸭蛋、皮蛋、猪血	鸡胸肉、鸡腿肉、鸡心、鸡胃、鸭肠、猪肉(瘦)、猪肚、猪心、猪肾、猪肺、猪脑、猪皮、牛肉、羊肉、兔肉	鸡肝、鸡肠、鸡脾、猪肠、猪肝、鸭肝、牛肝
海产类	海参、海蜇皮	旗鱼、黑昌鱼、草鱼、鲤鱼、红鲙、秋刀鱼、鳝鱼、河鳗、乌贼、海螃蟹、蚬仔、脆鱼丸、鲍鱼、香螺、虾、鱼翅、鲨鱼皮	白昌鱼、鲢鱼、虱目鱼、吴郭鱼、皮刀鱼、四破鱼、白带鱼、乌鱼、鲨鱼、海鳗、小管、草虾、牡蛎、蛤蜊、蛤子、干贝、虾米、扁魣

续表

食物类别	可吃(0～25毫克嘌呤/100千克)	宜限量(25～150毫克嘌呤/100千克)	不可吃(>150毫克嘌呤/100千克)
蔬菜类	山东白菜、莴苣菜、苋菜、卷心菜、芥蓝菜、雪里红、姜、韭菜、韭黄、菜花、韭菜花、葫芦、冬瓜、苦瓜、丝瓜、胡瓜、芹菜、芥菜叶、胡萝卜、萝卜、茄子、青椒、洋葱、番茄、葱、木耳、豆芽、榨菜、芫荽、萝卜干、辣椒	茼蒿菜、四季豆、菠菜、豇豆、豌豆、洋菇、芦笋、笋干、海藻、海带、蒜、金针菇、银耳、鲍鱼菇、九层塔	紫菜干、干香菇
水果类	橘子、柳橙、柠檬、葡萄、苹果、番石榴、杨桃、芒果、乳香瓜、木瓜、枇杷、茄宝瓜、菠萝、桃子、李子、西瓜、金橘、番茄、香蕉、红枣、黑枣、乌梨		
油脂类	瓜子	花生、腰果、芝麻	
其他	葡萄干、龙眼干、番茄酱、酱油、冬瓜糖、蜂蜜	栗子、莲子、杏仁、酪蛋白、枸杞	酵母粉、各种酒类(尤其是啤酒)